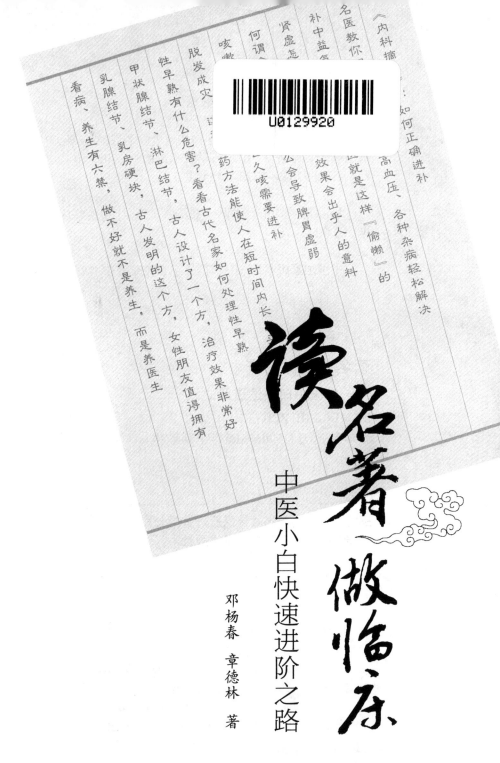

看病、养生有六禁，做不好就不是养生，而是养医生

乳腺结节、乳房硬块，古人发明的这个方，女性朋友值得拥有

甲状腺结节、淋巴结节，古人设计了一个方，治疗效果非常好

性早熟有什么危害？看看古代名家如何处理性早熟

脱发成灾，这个药方法能使人在短时间内长久……

咳嗽……久咳需要进补

何谓……会导致脾胃虚弱

肾虚怎……补

补中益气……效果会出乎人的意料

《内科摘……就是这样『偷懒』的

名医教你……如何正确进补……高血压、各种杂病轻松解决

读名著做临床

中医小白快速进阶之路

邓杨春　章德林　著

山东科学技术出版社

·济南·

图书在版编目（CIP）数据

读名著　做临床：中医小白快速进阶之路/邓杨春，章德林著.－－济南：山东科学技术出版社，2023.10
ISBN 978-7-5723-1455-1

Ⅰ.①读… Ⅱ.①邓… ②章… Ⅲ.①中医临床
Ⅳ.① R24

中国国家版本馆 CIP 数据核字 (2023) 第 015785 号

读名著　做临床
——中医小白快速进阶之路
DU MINGZHU ZUO LINCHUANG
——ZHONGYI XIAOBAI KUAISU JINJIE ZHI LU

责任编辑：马　祥
装帧设计：孙　佳

主管单位：山东出版传媒股份有限公司
出 版 者：山东科学技术出版社
　　　　　地址：济南市市中区舜耕路 517 号
　　　　　邮编：250003　电话：（0531）82098088
　　　　　网址：www.lkj.com.cn
　　　　　电子邮件：sdkj@sdcbcm.com
发 行 者：山东科学技术出版社
　　　　　地址：济南市市中区舜耕路 517 号
　　　　　邮编：250003　电话：（0531）82098067
印 刷 者：日照梓名印务有限公司
　　　　　地址：山东省日照市莒县城区日照西路北侧 87 号
　　　　　邮编：276500　电话：（0633）6826211

规格：16 开（170 mm × 240 mm）
印张：12.25　字数：125 千　印数：1~2000
版次：2023 年 10 月第 1 版　印次：2023 年 10 月第 1 次印刷
定价：48.00 元

前　言

　　写一部书很难，写一部名著更是难上加难。因为一部书往往凝聚着从医者毕生的医疗学术精髓。每当我们读一本名著的时候，就要如饥似渴地汲取其中的精华，只有足够的重视，才对得起前人付出的心血。作为后辈，我们在读古书的时候，只有投入足够多的精力才能理解古人字里行间所蕴含的道理。一般来说，古人的著作都相对难懂，所以我们可以看到很多经典著作都有笺注，后世要对字词还有句子进行解释，很多时候还要详细地解释其中蕴含的言外之意。

　　写作本书的出发点，就是要将自己的读书心得分享给读者，同时也敦促自己进行一次深度思考。如何考验我们是否完全理解一本书的内容，最好的方法就是把要点用自己的话总结出来。朱熹在《读书有三到》中强调，读书需要心到、眼到、口到，在这里我再加一个笔到。读书时我们只有将观看、朗读、抄写、思考等方法配合应用，才能取得更好的阅读效果。

　　本书选取的是在中医药发展历史上比较有代表性的基本著作。不管是《内科摘要》还是《医门法律》，其实都是注重临

1

床的著作，里面包含了理法方药的思路，而且有作者留下来的很多经典方药。我们在阅读的时候也相对容易，不管是资深的中医药研究者，还是中医小白，都能找到比较好的切入点。另外，这些书其实也是不同流派的代表作，其中《内科摘要》是温补学派的代表作，而且影响了中医药近现代的发展，我们的《中医内科学》就是从这本书演化而来的；《医门法律》是喻昌的代表作，他的弟子徐忠可，私淑弟子马俶及其弟子尤在泾，在清代的影响力都很大，后世对《伤寒论》和《金匮要略》的注解，都受到了他们的影响。其实，从他们的生平和著作，我们可以挖掘很多东西，历史上学派的发展，都是为了解决实际问题而产生的，这些实际问题不仅仅古代有，我们现在也有，所以这些著作其实常读常新，值得我们百般研读。

邓杨春

2023 年 10 月

目 录

content

五　《幼幼新书》：一部儿科百科全书

《内科摘要》：
如何正确进补

名医教你用名方，中风、高血压、各种杂病轻松解决

最近我开了一个医案探讨课程，讲解自己的临床实战内容，其中大部分是名方的运用。临床上运用名方的时候，一类疾病会用一个方进行化裁，这样一个方就泛化为一个法了。比如桂枝汤，根据临床需要，可以不断化裁，最后就成了所谓的桂枝法，这个方法在临床上的运用就非常广泛。我们熟悉的半夏泻心汤，本来是用来治疗心下痞的，但是因为使用的范围扩大，最后可以用来治疗很多疾病，变成一个开门法。

在临床上，很多医生会形成一个非常好的习惯，那就是将某一类疾病归结为一个方治疗，这就是类方思维。在这种思维方式指导之下，临床就会变得非常简单，治病也会变得更加高效。

在中国古代医学发展史上，有的医家会发明心得方剂，也会有理论创新，有的医家则可以将相关的理论和实践深化，变成非常有效的临床经验。那么，我们今天就来跟着著名的医家薛己（字新甫，号立斋）来学习灵活运用几个方剂。

薛立斋有名气，最先提出"内科"概念的人就是这位老兄。薛立斋是一位非常有智慧的医家，是当时太医院的院使，典型的官方医家，他的治疗方法都是中规中矩的。正因为中规中矩，所以后世有不少医家批判他，说他的治疗方法不是很好。

那么，后世的医家为什么批判薛立斋呢？批判他的主要原因就是——温补。中医治病，实际上各种方法都需要，但是有些医家会重在除邪气，比如金代的医家张子和，写了一部《儒门事亲》，这本书就着重于泻法，汗、吐、下的方法乃是整部书的核心内容；但是也有一些医家喜欢用补的方式，比如李东垣、朱丹溪。

金元四大家对后世的影响是非常深远的，在华夏大地，一直影响到现在，在日本也影响了诸多医家。受金元四大家影响最大的时期，主要在明代，因为这个时期的医家都是有师承的，很多医家的师承来自金元四大家的后学，薛立斋也不例外。他私淑于李东垣，兼及钱乙，在前人选方用药的基础上，加以修饰，加以运用，独创了一个温补的学派。

所以，要学会用补法，学学薛立斋是很不错的，他的《内科摘要》也是必读的经典。《内科摘要》之所以称为"内科"，其实就是想通过内治的方法解决大多数的疾病，这在当代临床中也有很广泛的运用。

如何进补？看看薛立斋的功夫

《内科摘要》开门见山就是"元气亏损内伤外感等症"，刚开始就引用了一个医案，这个医案中用到的方子就是我们熟悉的三生饮。

车驾王用之，卒中昏愦，口眼㖞斜，痰气上涌，咽喉有声，六脉沉伏。此真气虚而风邪所乘，以三生饮一两，加人参一两，煎服即苏。若遗尿手撒，口开鼾睡，为不治，用前药亦有得生者。夫前饮乃行经络、治寒痰之药，有斩关夺旗之功，每服必用人参两许，驾驱其邪而补助真气，否则不唯无益，适足以取败矣！观先哲用芪附、参附等汤，其义可见。

中风普遍来说都是比较危险的，有的中风患者是虚证，有的中风患者则是典型的实证，那么当我们遇见虚证的时候就应该补虚，而遇到实证的时候则应泻实。《内科摘要》后面的很多医案，治疗元气亏损内伤疾病的时候，用的都是李东垣的补中益气汤加减，且取得了比较好的疗效。

通过薛立斋的进补方案，我们可以发现几个比较有意思的特点：第一，凡是元气虚弱，都用补，但是进补的时候不是单纯用人参，而是用补中益气汤；第二，运用补中益气丸，需要和其他的药物搭配使用，比如早晚间分别与六味地黄丸、桂附地黄丸搭配治疗疾病；第三，治疗中风的时候，不管是中风后遗症，还是中风前的不适，都不用祛风之药，而是用补中益气汤加入一味栀子，另外根据情况加入半夏等药物。

如何用补中益气汤治疗中风

关于中风的治疗，大部分医者会用到苦寒的药物，但薛立斋则不同，他通过对补中益气汤进行化裁来达到治疗目的。我们来看他的两则医案。

庠生陈时用，素勤苦，因劳怒口斜痰盛，脉滑数而虚，此劳伤中气，怒动肝火，用补中益气加山栀、茯苓、半夏、桔梗，数剂而愈。

锦衣杨永兴，形体丰厚，筋骨软痛，痰盛作渴，喜饮冷水，或用愈风汤、天麻丸等药，痰热益甚，服牛黄清心丸，更加肢体麻痹，余以为脾肾俱虚，用补中益气汤、加减八味丸，三月余而痊。以后连生七子，寿逾七旬。《外科精要》云：凡人久服加减八味丸，必肥健而多子。

治疗高血压、高血脂，很多时候都会用到补法。很多人的肥胖是由脾胃虚弱造成的，调理时如果能够在补脾胃的同时顾及痰饮、上火的特点，那么就可以很好地控制肥胖患者的血压、血脂，进而达到治疗中风、预防中风的目的。

预防或治疗中风，以补中益气汤加栀子、茯苓、桔梗等，可以发挥很好的作用，如果再配合六味地黄丸，效果就更好了。

因为补中益气汤可以补后天之本，而六味地黄丸可以补先天之本。这也是我提倡的一种养生防病的方案。

补中益气汤的妙用，
名医就是这样"偷懒"的

前文我们分析了薛立斋的进补方案，因为进补是一项技术活，稍微不注意，不但没有疗效，反而会出现医疗事故。

我们现在的教科书，有很多核心理念来自温补学派，其中大多数来自张景岳，薛立斋的方法也有不少。明代的医家普遍偏重应用补法，他们手段很多，有的用六味地黄丸，有的用六君子汤，有的用补中益气汤，还有的用八味丸，不少人还将这种方案理论化。

补中益气汤之妙

补中益气汤是李东垣用来治疗内伤发热的常用方。对于由虚而致的高热现象，用温补法退热又叫作"甘温除大热"，随着脾胃学说的盛行，这个方的运用则更加广泛。在薛立斋的思想中，补中益气汤主要治疗的是元气虚衰所致的病证。

薛立斋的医案很难被看懂，因为他的医案之中没有脉象，也没有舌苔，更没有详细的症状描述。但我们如果跟着有临床经验的医生去读，这些医案就会相对简单。补中益气汤的组成大家都知道，最重要的是黄芪、白术、人参、甘草，其次是当归、陈皮、升麻、柴胡，其实这就是一个进补的策略问题。

用黄芪进补，人很快就上火了，这个时候加入当归、陈皮，就变得非常有意义了，就好比我们用当归补血汤进补，效果是非常好的。那为什么要用当归呢？因为，黄芪的剽悍之气太强了，很多人吃下去是受不了的，而当归刚好有滋腻之性，这样就可以在一定程度上缓解黄芪的副作用了。

另外，陈皮也是可以理气的，很多进补上火或者进补之后就浑身乏力的人，主要问题就是气滞血瘀，而用陈皮理气则可以很好地解决这个问题。所以说理气对于进补也是至关重要的。还有柴胡、升麻可升阳解表，助黄芪升提中气，从而强化该方的补益作用。

进补，必须先开中焦

所有的进补，都需要中焦轻灵健运，不然吃进去的药物就无法取得理想效果，所以我们在进补的时候，第一步就是健脾胃，补中益气汤就有健脾胃的作用，有时加入半夏之类的燥湿药物，效果会更好。

有的医家会根据患者的体质情况应用不同的方子，比如痰湿体质的患者进补时，会考虑先用温胆汤，之后再进补药；当然了，还有的医家根据自己的习惯，会用六君子汤或者五味异功散，少量多次服用，开中焦之后，再进补药。

不过，在薛立斋的笔下，进补就是简单粗暴，以一个补中益气汤加减就可以了，用补中益气汤治疗之后，再吃其他的药物，疗效很令人满意。所以，我们回过头来看薛立斋的《内科摘要》就会发现，感冒了可以吃补中益气汤；预防中风也可以用补中益气汤；肾虚了，先不要补肾，还是先补脾胃，再补肾。以这种思路治病就很轻松、很有效。

肾虚怎么办？这样补，
效果出乎意料

我在看《内科摘要》的时候，发现了薛立斋的用药特点，其中六味地黄丸和补中益气汤是运用最广泛的。我严重怀疑他本人就是气虚和肾亏体质，后来在学到书的后半部分的时候终于验证了我的猜想。

文中记载：

余素性爱坐观书，久则倦怠，必服补中益气加麦门、五味、酒炒黑黄柏少许，方觉精神清妥，否则夜间少寐，足内酸热，若再良久不寐，腿内亦然，且兼腿内筋似有抽缩意，致两腿左右频移，辗转不安，必至倦极方寐，此劳伤元气，阴火乘虚下注。丁酉五十一岁，齿缝中有如物塞，作胀不安，甚则口舌如有疮然，日晡益甚，若睡良久，或服前药始安。至辛丑时五十有五，昼间齿缝中作胀，服补中益气一剂，夜间得寐。至壬寅，有内艰之变，日间虽服前剂，夜间齿缝亦胀，每至午前，诸齿并肢体方得稍健，午后仍胀。观此，可知血气日衰，治法不同。

大家看到没，薛立斋就是一个气虚体质的人，还有肾阴亏虚的特点，但是按照他的用药规律，应该是一段时间吃补中益气汤，一段时间吃六味地黄丸。但是为什么他不这么操作，反而先吃了补中益气汤加麦冬、五味子、黄柏呢？这就要回归到我们用药的方法与策略上来了。

肾虚不能直接补肾

中国人可能都知道六味地黄丸是补肾的，只要肾虚，很多人就会想到六味地黄丸，但事实是不是如此呢？六味地黄丸受到大家的欢迎，其实跟宋金元明清几代的学术和意识形态特点是有关的。

滋阴学派认为，人体是会出现很多阴火的，于是很多医家都会用到滋补肾阴的方案调理身体或治疗疾病。

薛立斋在自己肾阴亏虚的时候，为什么不用六味地黄丸，反而用补中益气汤加减来治疗呢？其实从这个案例之中，我们可以推测出，当一个人气虚不能运化之时，如果直接服用六味地黄丸，其实是不行的。

因为六味地黄针对的多数是有点实证的患者，这种人一般是肾阴亏虚到了一定程度，出现五心烦热、口干舌燥等表现，还会有吃多少都不够的现象。这样看来，六味地黄丸也是一个非常好的缩胃的方。

如果患者本来就胃口不太好，即使有肾阴亏虚也不建议用六味地黄丸。对于年轻来人来说，胃气比较充足，用六味地黄丸问题不大，但对老年人来说，本来吃得就相对较少，消化也慢，此时再吃六味地黄丸，恐怕肾阴虚没有治好，反而引出了其他疾病。

老年人，要注意进补

进补策略，其中一个重要观点就是注意胃气和元气。对于久病的患者，比如感冒十几天了，这种患者胃气虚，那么我们就可以考虑进补，可以用补中益气汤；对于一些老年患者，则要考虑元气，此时也要以进补的方式来治疗。

薛立斋在给自己治病的时候，就是考虑到了年龄，所以先补脾胃，后调其他。都已经五十多岁了，就不要再折腾了，不然的话，疾病没有治疗好，反而出现新的问题，这样就不妙了。

何谓命门火衰？
为什么会导致脾胃虚弱

薛立斋《内科摘要》记载的医案，多数人吃药几天，症状就缓解，都是比较成功的案例，比日本人写的医案动不动就吃药两个月要好很多。有些人说薛立斋的医术有问题，这还真是有点冤枉他了。

我们从薛立斋的医案中可以看到，他看病的套路其实就是一个方用到底，或者换着用几个方。这样的用药思路对于初学者来说，确实感觉有点糊弄人。而实际上，我们在临床上看到很多医家用药，基本上也是一类方剂就能发挥很好的作用。

我经常借着跟专家聊天，或者参加学术会议听讲座，"偷学"

一些专家的技术，跟某个专家聊天、学习，从他那学会一个方的运用就足够了。我在翻看《内科摘要》的时候，发现薛立斋做到了灵活熟练地运用几个著名的方剂。

下面，我们来介绍薛立斋治疗命门火衰的方剂。

何谓命门火衰

命门是中医特有的概念，有人说命门是肾间动气，是人类最原始的动力；有人说，左肾是肾，右肾是命门；还有人说，命门就是人类的眼睛。中医界对命门的认识存在不同看法，但是临床上有一个比较受大家认可的观点，那就是命门蕴藏人的肾阳，是一个人最原始的动力。

在薛立斋的认知中，补脾胃是很重要的，但是有的时候补脾胃并不一定能够达到想要的结果，这个时候我们需要考虑的就是其他方案了。此时最大的问题不是土的问题，而是火不生土的问题，比如很多常年腹泻的患者，或者是一些阴寒之邪很盛的患者，就需要补命门之火了。

八味丸补命门火

在明白命门火之前，我们先看看一个医案：

廷评张汝翰，胸膈作痞，饮食难化，服枳术丸，久而形体消瘦，发热口干，脉浮大而微，用补中益气加姜、桂，诸症悉退。唯见脾胃虚寒，遂用八味丸补命门火，不月而饮食进，三月而形体充。此症若不用前丸，多变腹胀喘促、腿足浮肿、小便淋沥等症，急用济生加减肾气丸，亦有得生者。

用薛立斋的补中益气汤效果不佳，主要是因为命门火衰得不到调整。那么命门火衰的表现是什么呢？其实脾胃虚，饮食少是常态，这不是判断命门火衰的指针，但是"多变腹胀喘促、腿足浮肿、小便淋沥等症"，这个就是命门火衰的表现。

其实，金匮肾气丸的应用，在《金匮要略》中出现过五次，每次出现都有一个共同的现象，那就是小便不利。小便不利是怎么来的呢？实际上，就是因为命门火是肾间动气，是推动身体运行的最基本的力量，所以只要肾气不行了，就会有小便不利，会有气化失常的现象。

这种现象其实就是水饮之邪旺盛，导致水湿困脾，进而影响脾胃的运化。所以，当我们给患者看病的时候，如果有脾胃虚弱，吃饭胃口不好的表现，那么用补中益气丸就差不了。如果用了补中益气丸效果不是很理想，患者还有阴寒之象，也就是手脚水肿，那么就要考虑用八味丸了。

薛立斋说八味丸治命门火衰，不能生土，以致脾胃虚寒，出现饮食少思、大便不实、脐腹疼痛、夜多溲溺等症。八味丸即六味丸加肉桂、附子各一两。

看到这，我们其实还要关注什么样的人不适合吃八味丸，比如内热者不适合吃八味丸；肥胖之人普遍脾胃虚、肾阳虚，但是瘦人则普遍阴虚，所以瘦人自然也不宜吃八味丸了。

咳嗽无补法？
为什么久咳需要进补

咳嗽是常见的疾病，总共可以分为两类：一类是外感咳嗽，根据性质又可以分寒与热；一类是内伤咳嗽，根据性质可以分虚与实。咳嗽本来是一个很单纯的症状，但是治疗起来却非常复杂，需要我们反复地辨别。

一般来说，新咳是不能进补的，但是随着咳嗽的进展，慢慢就需要考虑进补或者收涩了，用补中益气汤治疗咳嗽，估计很多人都会想不通，但是在薛立斋的书中，以补中益气汤治疗咳嗽的案例比比皆是。那么我们今天就来分析一下补中益气汤治疗咳嗽的机制，还有补中益气汤治疗咳嗽的特点。

在讨论之前，我们先来看一个薛立斋的案例：

地官李北川，每劳咳嗽，余用补中益气汤即愈。一日复作，自用参苏饮益甚，更服人参败毒散，项强口噤，腰背反张。余曰：此误汗亡津液而变痉矣。仍以前汤加附子一钱，四剂而瘥。

这是劳累则咳嗽的案例，根本原因是虚，这非常好理解。那么我们再看一个类似的案例：

金宪阮君聘，咳嗽面白，鼻流清涕，此脾肺虚而兼外邪，用补中益气加茯苓、半夏、五味治之而愈，又用六君、芎、归之类而安。

这个案例既有外感又有内伤。这个时候单纯用发表的药物是很难治愈的，特别对一些身体本来就虚弱的患者，如果一直用发表的药物，不但没有效果，还会因为津液丧失太多而加重病情。

第一个案例是因为不耐劳累，第二个案例是因为体质虚弱，这两个案例都有一个特点，那就是气虚。实际上，在临床上凡是遇见反复久咳，可以判断为气虚的患者，加入补中益气汤治疗，效果都会得到很好的提高。

咳嗽是怎么导致气虚的

在李东垣的医学理论体系中，外感疾病日久，就会有内伤，就好比现在的肺部感染，因为长时间没有治愈，就会由肺部受伤导致脾胃内伤。在脉象上，肺部感染典型表现是右寸脉浮大，随着气不顺，浮大之脉就会变成脾胃脉。

　　我们在临床上使用补中益气汤的契机就是右关脉大，右脉大于左脉，这是因为肺气受伤导致了脾胃之气受伤。真正的脾胃内伤是右关脉无力，但是补中益气汤主治证的脉则是右关脉大。

　　肺主一身之气，肺部感染了病毒之后，人体自然就会感觉非常疲惫，表现出气虚之象，如果不是临床上经常用补法治疗咳嗽的医者，其实是很难理解薛立斋的观点的。

从运气的角度怎么理解

　　每个观点，如果从不同的角度来看，会有不同的结果，也会有不同的效果。那么为什么肺气久病就会变虚，变虚之后就需要补脾胃呢？我们不妨从五运六气的角度加以分析，一般来说导致肺部不适的因素是火太过，火太过则会克害肺金，所以我们看到每年的流感总是在火气旺的时候出现，而火气旺出现之后，按照太少相生的规律，紧接着而来的就是土不及。

　　所以，肺金的问题，接着下一步，比如十五天或者一个月后刚好就是土不及的主运或者客运来了，土不及的主运或者客运，我们就需要考虑木克土，此时用补中益气汤不但可以泄木，还可以补土。因为从时间和空间的角度，肺部感染之后，最有可能传到脾胃，所以需要补脾胃。

脱发成灾，
这种吃药方法能使人
在短时间内长出头发

我曾经遇到一个脱发的患者，服用补肾的药半个月之后，头发明显就长起来了。其实只要补肾得法，头发长出来还是很快的。在平时我们会发现，只要熬夜或者睡眠质量不好，就会出现脱发现象；只要睡眠变好，睡眠质量高，脱发的现象就会慢慢改善。

对于中年男性或女性来说，来自生活和家庭的压力导致很多人头发稀疏，脱发总是来得猝不及防。那么我们今天就来介绍一个简单的生发之术。

话不多说，先上名医的病案，看他是怎么来增发的：

一儒者，因饮食劳役及恼怒，眉发脱落，余以为劳伤精血，阴火上炎所致，用补中益气加麦冬、五味，及六味地黄丸加五味，眉发顿生如故。

一男子，年二十，巅毛脱尽，用六味地黄丸，不数日，发生寸许，两月复旧。吴江史万湖云：有男女偶合，眉发脱落，无药调治，至数月后复生。

补肾是治疗脱发的根本。但补肾是有策略的，不能一上来就堆砌补肾的药物，而是要将补脾胃的药物和滋肾阴的药物搭配着来，只有这样才能获得良好的效果。

那么，怎么来服用这些药物呢？早餐后吃一顿补中益气汤或者补中益气丸，晚饭后吃六味地黄丸，这样肾虚患者的病情就可以得到很好的改善了。

需要提示的是，不管你的身体多好，长时间吃六味地黄丸，脾胃的消化功能会受到伤害；不管你的身体多弱，长时间吃补中益气汤，身体也会受不了，胸部感觉会非常顶。因为补中益气汤是升清的，六味地黄丸是降气的。

另外，女性如果脱发严重，那需要从内分泌，也就是月经不调的角度调理，所以此文主要推给男同胞。对于女性患者而言，需要在调经的基础上补肾，治疗脱发的效果才会好。

性早熟有什么危害？
看看古代名家如何处理性早熟

当今世界，物质极其丰富，在饮食营养方面很容易过剩，对于成年人来说，营养过剩导致肥胖、三高，更有的表现为阳痿早泄，而临床上观察，三十几岁就阳痿早泄的人普遍存在性早熟的现象，所以提防孩子性早熟，是家长守护孩子健康成长的重要一课。

男子四八，女子四七

《黄帝内经》讲两性生命和生殖的周期，男以"八"计，女以"七"计。其实男女身体发育最佳的年龄都是差不多的，男子在 32 岁的时候身体达到了最旺盛之时，女子则在 28 岁的时候身体达到顶峰阶段，如果人在这个时间之前过度地消耗，或者说过度使用，都会造成对身体的伤害。当代对于人体的认识也符合这个规律，所以法律规定男性要满 22 岁才可以结婚，女性要满 20 岁才可以结婚。

关于性早熟，我们看一下薛立斋的一个医案：

一童子，年十四，发热吐血，余谓宜补中益气以滋化源。不信，用寒凉降火，愈甚。始谓余曰：童子未室，何肾虚之有？参、芪补气，奚为用之？余述丹溪先生云：肾主闭藏，肝主疏泄，二脏俱有相火，而其系上属于心，心为君火，为物所感则易动于心，心动则相火翕然而随，虽不交会，其精亦暗耗矣。又《精血篇》云：男子精未满而御女以通其精，则五脏有不满之处，异日有难状之疾。遂用补中益气及地黄丸而瘥。

"为物所感则易动于心，心动则相火翕然而随，虽不交会，其精亦暗耗矣。"其实这个问题对于现代的青少年来说也是非常常见的，各种原因导致很多青少年出现了性早熟的现象，而早熟了后则会出现"异日有难状之疾"。薛立斋用补中益气汤和六味地黄丸治愈了此"难状之疾"。

补中益气汤与六味地黄丸搭配

薛立斋的用药方法还是很有意思的，基本上是早晨吃补中益气丸，晚上吃六味地黄丸。这种服药法其实就是顺应天地之道。

　　因为，早晨起来，人气充足，需要消耗大量能量，此时补脾胃，可使饮食增多，但是不一定会长胖；晚上来临之时，人们开始休息，天地之道也是闭藏之时，此时顺应阴气收藏之道，补肾阴也是很合适的。特别是对于一些有内热或者说肾阴虚的患者，每天下午会有"日晡所发热"者，下午吃六味地黄丸，效果也会很明显。

甲状腺结节、淋巴结节，
古人设计了一个方，治疗效果非常好

在历年的体检报告中我们经常会看到甲状腺结节或者肺结节的诊断提示，而甲状腺结节容易导致甲状腺癌，所以这对不少人来说是一种心结。那么，中国古代是否也有这类疾病呢？答案是肯定的。但是，为什么我们看到的经典书籍中没有相关记载呢？实际上，古人将这些疾病归结到了外科疾病之中。

前文中，我带大家读了薛立斋的《内科摘要》，而今天我们再来读一下他的《外科发挥》。这本书记载了很多外科疾病的治疗方法，其中有不少是关于肿瘤和皮肤病的，还有关于甲状腺结节、甲状腺肿大等病症的治疗方案。

导致甲状腺结节的原因有哪些

关于甲状腺结节的致病因素，据个人观察，脾气大的人普遍有，所以说肝气不疏应该是其主要致病原因，古人总结得还是比较到位的。

第一位就是脾气不好，由暴怒所致，兼见胸膈不利者，以调气为主。

第二位是情志不舒，由抑郁所致，但不痛者，宜调经脉、补气血。

第三位是湿热外袭，由湿热之邪导致的，兼见肿硬作痛者，以健脾除湿为主。

第四位是瘀血凝滞，由瘀血所致者，应和血气、调经络。

第五位是寒邪所袭，由寒邪外袭所致，兼见筋挛骨痛，或遍身痛者，宜温经络、养血气。

总结起来，导致甲状腺结节的原因就是肝气郁结、寒湿袭扰、气滞血瘀。针对这三大要素，古人也有不同的治疗方案。对于大多数人来说，长期的肝气郁结，暴怒而致甲状腺结节者，应该考虑疏肝理气，还得除湿活血。

讨论完病因之后，我们再看看薛立斋的医案，从医案中寻找治疗方案：

一男子因暴怒，项下肿痛结核，滞闷兼发热，用方脉流气饮二剂，胸膈利；以荆防败毒散，一剂而热退。

从这个案例中，我们可以看到治疗甲状腺问题的常用方剂，比如方脉流气饮，还有荆防败毒散，其实这是一个从里往外治的过程，可以看成是从三阴病到了三阳病的治疗过程。那我们看看这个方脉流气饮到底是何方神圣。

方脉流气饮，治疗瘰疬流注及郁结聚结肿块，或走注疼痛，或心胸痞闷，咽塞不利，胁腹膨胀，呕吐不食，上气喘急，咳嗽痰盛，面目或四肢浮肿，大小便秘。

紫苏　青皮（去白）　　当归（酒拌）　　芍药（炒）　　乌药　茯苓　　桔梗（炒）　　半夏（姜制）　　川芎壳（麸炒）各五分

作一剂，水二钟，姜三片，枣一枚，煎八分，食远服。

从症状上来说，文中描述的症状与现在的淋巴结结节和甲状腺结节是很像的。我们再从药物的组成上来说，该方就是四物汤把熟地去了，加入了乌药、桔梗、半夏、青皮、紫苏等理气的药物，对于气滞血瘀的患者来说还是很对证的。其实，半夏、甘草、青皮、茯苓，这是二陈汤的变方。方脉流气饮就是四物汤和二陈汤的合方。从组方角度来理解，治疗这类病，从痰饮、气滞血瘀辨证是准确的。另外，这个方叫作"饮"，实际上是可以频频服用的，不是顿服，而这类疾病是长期气滞血瘀凝结而成的，所以长时间地服用对证方药能更好地发挥作用。

乳腺结节、乳房硬块，
古人发明的这个方，女性朋友值得拥有

网络上关于女性乳房保健的段子很多，比如有一个貌似很有说服力的段子，就是说乳房需要经常揉按才能保持健康。有一些按摩店也打着这个旗号开展线下营销。

这里，我们暂不讨论乳房到底要不要经常揉按，仅就乳腺疾病的产生原因和治疗方案略说一二。从古代医家的论述可以看出，导致乳腺疾病的主要原因是肝气郁结，有的是因为忍耐太过，有的则是因为暴怒伤肝，两者都会导致肝气郁结，所以不管是养生，还是治疗，都需要着重理气，只有理气，肝胆才会疏解开来。

薛立斋在治疗乳腺疾病方面颇有心得，在《外科发挥》中用专门的章节来揭示乳腺疾病的治疗。在书中他用到的方剂有十几个，有解表的人参败毒散，也有托里的补剂，还有疏肝理气的柴胡剂，而他最推崇的则是八珍汤加减。

我们先看一则医案，了解一下他是如何使用这个方剂的：

一妇人郁久，右乳内肿硬，以八珍汤加远志、贝母、柴胡、青皮，及隔蒜灸，兼服神效瓜蒌散，两月余而消。

妇人郁久，左乳内结核如杏许，三月不消，心脉涩而脾脉大，按之无力，以八珍汤加贝母、远志、香附、柴胡、青皮、桔梗，五十余剂而溃，又三十余剂而愈。

第一个案例，在使用以理气为主的神效瓜蒌散之前，还要吃一段时间加减八珍汤，而柴胡、贝母、青皮、远志都是理气散结的好药；第二个案例，也是八珍汤加上柴胡、贝母、青皮、远志等药，在补气血的同时用一些活血理气的药物，这几种药物共同作用而奏效。

为什么用八珍汤补益

我们读薛立斋的书，要深思的是他的温补手法，因为薛立斋最常用的就是各种补药，前面我们介绍的六味地黄丸、八味地黄丸、补中益气汤等，都是进补的好药。而八珍汤在治疗常见的乳腺疾病时到底有什么非比寻常的疗效，可以让薛立斋在治疗这类病时念念不忘呢？

薛立斋对八珍汤有独到的见解，认为它"调和荣卫，顺理阴阳，滋养血气，进饮食，退虚热，此气血虚之大药也"。

看到"调和荣卫"这几个字，是不是就很熟悉了？跟我们熟悉的桂枝汤有得一比，所以说这个方剂实际上可以增强人体的免疫能力；"滋养气血"说明这个方也是针对气血虚衰的主打方。

为什么女性常虚？因为月经

女性因为特有的月经现象，很多病就容易变成虚证。我们在治疗乳腺疾病的时候，需要考虑最多的就是月经问题。在月经不调患者中，大部分有肾虚的表现，所以八珍汤被视为妇女之友，很多著名的方剂都是在八珍汤的基础上变化而来的。

八珍汤的化裁，能够体现一个医生的智慧。我读薛立斋的文章，发现一个很有趣的现象，那就是薛立斋在使用温补之法的时候，都会选用一些泻药搭配着来，这样才能长期服用。比如，八珍汤很容易导致脾胃内伤，如果有气滞的患者服用了八珍汤，很有可能会影响胃口，但是薛立斋在里面加入理气的药物，就避免了滋腻脾胃的现象；补中益气汤本来是补药，很容易使人上火，但是薛立斋会在这个方的基础上加入栀子或黄柏等药；六味地黄丸也是一个滋腻之品，他在使用的时候会加一些燥湿之品，比如以温胆汤或补中益气汤作为补充。

总之，进补不是一件轻松的事情，治疗疾病也需要寻求一个阴阳平衡的方法。

《儒门事亲》：

汗、吐、下三法

为什么晕船、晕车的人会呕吐，
怎么样治疗晕车

　　晕船、晕车是很常见的事情，我本身也是一个非常容易晕船、晕车的人。记得第一次外出读书，我坐了 39 个小时的火车，当时把吃进去的食物全部吐出来了，最后吐出来的都是胆汁了。这次呕吐的经历让我久久难忘，后来在工作的时候，只要出差，我就会争着坐副驾。刚开始工作的那两年，我的身体很不好，只要出差就会晕车。但是，我后来慢慢发现，当脾胃状态比较好的时候就不会晕车，当状态不好的时候就很容易晕车。晕车的人，经过一段时间的呕吐，就不会晕车了，不知道大家有没有这种感受。

呕吐，也是一种疗法

我们知道，张仲景在《伤寒杂病论》中应用汗、吐、和、下、温、清、补、消及外治法等多种治疗方法，为中医学的发展奠定了基础。后世医家张子和作为金元四大家之一，将汗、吐、下三法运用到了极致。

吐法是张子和的常用方法之一。《儒门事亲》中曰："余尝用吐方，皆是仲景方。"张子和扩大了吐法的应用范围，认为吐法不应局限于内服药物催吐，还应包括物理刺激催吐、旋转取吐法，以及引涎、漉涎、嚏气、追泪等类涌吐法。接下来让我们好好学一下吐法。

病在上者，因而越之

张子和说："然自胸以上，大满大实，痰如胶粥，微丸微散，皆儿戏也，非吐病安能出？"吐法最好的作用，就是作用于上焦。凡是上焦出现了痰湿，或者郁热，甚至在表有寒湿之邪，都可以用吐法。

这里所说的疾病在上，与我们熟悉的疾病在表，有相似的地方，也有不一样的地方，关键看我们怎么理解。比如，我们熟悉的麻黄汤证，其实就是表证，但是绝大多数的麻黄汤证都会有一定的呕吐现象。所以"病在上者，因而越之"，这个"在上"不仅仅是胸膈有邪气，还可以是表有邪气。

以此而论，吐法不仅可以治疗胃部有宿食，还可以治疗外感寒邪或者湿热之邪的患者，从这个角度去考虑，大概就知道呕吐到底是怎么一回事了。当我们状态不好的时候，很有可能是脾胃有积食，所以在治疗晕车时，可以用一些健胃消食的方剂，或者多锻炼身体，脾胃健运了，晕车自然就好了；晕车还有可能是中焦有痰饮，有痰饮就需要用一些化饮的药物，比如我们知道的二陈汤之类的，吃下去之后，自然而然也会对晕车现象有改善；还有一些患者，是上焦有湿邪，这个时候就要考虑燥湿，需要考虑发表了，比如一些治疗感冒的药物就可以发挥作用。

经过我们的分析，其实就很容易知晓人晕车的原因了。晕车之后只需要用吐法，症状就会改善，实际上吐法也是一种治疗的方法，可用于治疗我们上焦有寒湿之邪，或者中焦有宿食，或者中焦有痰饮之邪。

与其说吐是一种疾病，不如说是一种人体自我修复的能力，只要吐得不是太过，就不会出现问题，反而可以解决不少问题。

老犯鼻炎怎么办？
可以用吐法吗

　　我们前面讲晕船、晕车，已经涉及中医的吐法，很多人使用吐法是因为这种方法可以祛除人体的痰饮，有很多人晕车、晕船其实是痰饮作祟，吐法就是为了祛除痰饮的。

　　吐法善治上焦之疾，而鼻子也属于上焦。我们在治疗鼻炎的时候，常用的方法是发表，或者疏肝解郁。发表针对的是表证，而疏肝解郁则针对的是半表半里证，但按照部位来说，鼻子属于上焦，所以用吐法治疗鼻炎效果就很明显。

　　民间会有人用一些有刺激性的药物，直接放进鼻子里面刺激鼻子，连续打喷嚏之后，鼻炎就好了。所以，我们要认识到的一个点就是，人体自发地打喷嚏，实际上也是在治疗疾病，所以张子和说："如引涎、漉涎、嚏气、追泪，凡上行者，皆吐法也。"

　　我们看到的口吐涎沫之症，比如癫痫之类的疾病，是痰饮在上焦，治疗的时候，我们从"吐法"这个点入手，可以获得很好的疗效；而有一些患者因为脾虚，会有流口水的反应，此时治疗脾胃虚效果会好，应该用燥湿祛痰之药；打喷嚏，也是吐法的一种，所以治疗的时候还是可以按照前面我们列举的方案治疗；另外就是有些人动不动就会流眼泪，这种问题按照我们的方法辨证是风邪为患，实际上也可以按照我们的方案用吐法来治疗。

　　所以，治疗鼻炎时我们除了发汗，用熟悉的辛夷、苍术之类的药物，还可以用其他的方法，比如吐法。在用吐法时，我们可以选取的药物很多，下面列几样出来，供大家选择使用：

　　以《本草》考之，吐药之苦寒者，有豆豉、瓜蒂、茶末、栀子、黄连、苦参、大黄、黄芩；

　　辛苦而寒者，有郁金、常山、藜芦；

　　甘苦而寒者，有地黄汁；

　　苦而温者，有木香、远志、厚朴；

　　辛苦而温者，有薄荷、芫花；

　　辛而温者，有谷精草、葱根须；

　　辛而寒者，有轻粉；

　　辛甘而温者，有乌头、附子尖；

酸而寒者，有晋矾、绿矾、齑汁；

酸而平者，有铜绿；

甘酸而平者，有赤小豆；

酸而温者，有饭浆；

酸辛而寒者，有胆矾；

酸而寒者，有青盐、白米饮；

辛咸而温者，有皂角；

甚咸而寒者，有沧盐；

甘而寒者，有牙硝；

甘而微温且寒者，有参芦头；

甘辛而热者，有蝎梢。

以上药物，我们都可以作为治疗鼻炎的选择，也可以用于治疗晕车、晕船，主要看患者适合什么样的药物了。如果是寒气重，可以选择热性的药物；如果是热气重，就可以选择寒性的药物。

治病最大的忌讳是折腾，
能不远行则别远行

　　有些人喜欢到处找名医看病，但到了最后还是得非所愿，好像天底下没有所谓的名医。很多人问我遍寻名医而不效怎么办时，我的建议基本上就是就近找个稍微有点名气的医生就得了。

　　因为对很多人来说，远行找医生的行为，其实是有很大的弊端的。关于这点，我貌似跟张子和想到一块去了。在正式聊这个话题之前，我们来看看张子和是怎么说的：

　　昔有人春月病瘟，三日之内，以驴车载百余里，比及下车，昏瞀不知人，数日而殂。又有人饮酒过伤，内外感邪，头痛身热，状如伤寒，三四日间，以马驮还家，六七十里，到家百骨节皆痛，昏愦而死。此余亲睹，若此之类，不容更述。假如瘟病、伤寒、热病、中暑、冒风、伤酒，慎勿车载马驮，摇撼顿挫，大忌。夫动者，火之化；静者，水之化也。静为阴，动为阳；阳为热，阴为寒。病已内扰，又复外扰，是为至扰，奈人之神，讵能当之？故远行得疾者，宜舟泛床抬，无使外扰，故病不致增剧。

这段文字的前面一部分，我们在吴又可的书籍中也可以看到类似的情况，那是关于瘟疫的。瘟疫是一种可以非常快速地导致死亡的传染性疾病，治疗期间一般不建议大家远行折腾。

那么，为什么不能远行呢？我们还是要看看远行对人体的损害是什么，只有明白了其中的原理，才知道如何来避免这些问题。

旅行不慎，容易导致内伤

为什么有过出差经历的人都会觉得出差是个苦差事呢？因为很多出差的人过度奔波，普遍会感觉身体很疲倦，在中医看来，这种疲倦就是气虚的表现，就是五劳七伤之一。这种感觉类似于补中益气汤证的感觉，所以有的时候出差累，可以吃点补中益气汤。

张子和说：夫动者，火之化；静者，水之化也。其实过于频繁地出差就成了一种扰神的活动，会导致人体的相火扰动，会使人不安，导致精神疲惫。

对于绝大多数癌症患者，或者老年患者，或者久病的患者来说，他们本身就有气虚的表现，再奔波劳累到很远的地方去看病，那就更加耗气，运气好的话病证可以改善，运气不好反而会加重病情，所以我不建议大家动不动就跑到很远的大城市去找所谓的名医看病。

身边如果有小孩，或者老人，常见病久久不能痊愈，最好就是用最简单的方法就近治疗，这样既可以省下不少精力，也可以避免出现很多意外。如果得了瘟疫，更不能乱动，最好就是安静地养生，选择清凉的、安静的环境接受治疗，保证好休息，保证好营养，即使没有特效药，也可以取得良好的效果。

看病、养生有六禁，
做不好就不是养生，而是养医生

《儒门事亲》是中医的临床经典著作，其内容不是像《伤寒论》等著作纯粹地说临床，而是涉及很多其他方面的内容，有很多复杂的论述，比如张子和开门见山地论述了所谓的七方、十剂。

剂，本来是调和诸药的意思，所以十剂是十种调和药物的方法，描述怎么组方才能够使得药物发挥其作用；方，本来是船的意思，也就是佛教所谓的大智慧到彼岸的意思，所以方就是治疗患者疾病，使人获得解脱的意思。使疾病获愈的方法有很多，所以十剂代表很多种类，有的时候需要补，有的时候需要泻，有的时候需要吐，有的时候需要发表，每一种方法都有对应的治疗方案。

同时，书中也有不少关于养生、用药的方法。因为中医一般认为，疾病多是伤寒开始的，所以治疗伤寒的成败与否是非常关键的。伤寒之气处理得好不好，关系到我们养生是否成功，关系到我们的疾病治疗是否成功。下面我们就来梳理一下养生过程中的六大禁忌。

第一禁：初得病，不能吃寒凉泻下之药，冰水也不能吃。"初病之时，甚似中酒伤食者，禁大下之，一禁也"，不管是外感疾病还是内伤疾病，一开始得病，最大的禁忌就是吃寒凉的药物泻下，因为泻下会导致脾胃内伤，也会导致邪气内侵，使疾病变得更加难治。

第二禁：出汗是治疗的好方法，但是不宜过度，所以张子和说："当汗之时，宜详时之寒暑，用衾衣之厚薄，禁沐浴之火炕重被、热粥燔针，二禁也"，要根据当时的情况，进行发汗的辅助治疗，比如夏季的时候，虽然是外感，就不适合烤火，不适合裹着被子等，因为发汗太过导致的问题有的时候比外感本身还要严重。

第三禁：发汗的药物，除了考虑性热的药物，也要考虑性凉的药物。"当汗之时，宜详解脉之迟数，用辛凉之剂，禁妄用热药，三禁也。"在临床上，我就经常看见有人到了夏天还吃感冒清热颗粒。夏季的感冒普遍是风热感冒，这个方剂也是热性的，所以这是很不妥当的。发汗的方法是吃发表的药物，但是发表的药物不一定就是辛热药物，也有可能是辛凉的药物。

第四禁：泻下需要禁用"巴豆、银粉"等大毒之药。这些药物经常用于一些寒性便秘的患者，所以对于一些表面上有寒邪，实际上不是寒邪入侵的患者，用了泻下药之后就会出现问题。

第五禁：远来之病患，禁车载马驮。也就是患者出门看病的时候，尽量少折腾，特别是对肺部感染导致的病症，不管是伤寒感冒还是瘟疫，本身对气的伤害就很大，如果舟车劳顿去看病，还没开始治疗就已经输了一半了。

第六禁：大汗之后，禁杂食嗜欲、忧思作劳。这是什么意思呢？当我们出汗之后，是不能吃太多杂食的，更不能有房事，很多人追求运动养生，大汗之后用很大的运动量去改善身体状态，最后很容易导致汗出过多，有的还要吹风、吹空调，这个时候就容易得风湿病。如果大汗之后再行房事，就很容易导致患者阳痿早泄，甚至内伤杂病，所以出汗之后，特别是大汗之后，一定要静养。

对于不少热爱运动的患者，我一般给的建议就是尽量少运动，运动的度就是微微出汗即可，出了太多汗，不但影响治疗的效果，还会导致很严重的后果。其实养生并不是太难，有的时候只需要按照患者本身的需求来调养生息，就能达到良好的效果。

所以，张子和说："病者喜食凉，则从其凉；喜食温，则从其温。清之而勿扰，休之而勿劳。可辛温则辛温解之，可辛凉则辛凉解之。"很多人吃药时会问医生需要禁忌什么？我一般只是让患者不吃与所用药物犯冲的东西，吃容易消化的食物，再一个则是按照患者的喜好，喜欢吃啥就吃啥，这比什么都重要。

为什么反对进补？
补太过了会有什么毛病

前面我们介绍了薛立斋对补法的应用，可以说比较具体地介绍了人为什么需药补，怎么进补。在薛立斋的观念中，进补无非就是用补中益气汤、六味地黄丸、八味地黄丸、六君子汤、八珍汤之类调养身体，有时还会在这些方药的基础上加入一些泻下的药物。

但是，我们在现实中看到很多人动不动就用阳起石、肉苁蓉、人参、鹿茸等来补。这些补药有没有好处呢？好处是有的，比如肉苁蓉，可以使人获得短暂的快感，但这种进补产生的后果有哪些呢？我们来分析一下。记得在《学中医 用中医》中，我曾经写过不当进补的六大伤害，这六大伤害其实是从陆懋修的书中摘过来的。我们今天再给大家分享一些张子和所论关于进补危害的文章。

过度进补的几大危害

以为补心耶？而心为丁火，其经则手少阴，热则疮疡之类生矣！以为补肝耶？肝为乙木，其经则足厥阴，热则掉眩之类生矣！脾为己土，而经则足太阴，以热补之，则病肿满。肺为辛金，而经则手太阴，以热补之，则病膹郁。

张子和在《儒门事亲》中列举了"五脏过补，皆有危害"的观点，比如心火太过就会长各种疮疡，肝阳上亢则会出现头晕目眩（即我们现在说的高血压之类的疾病），脾胃过补就会出现肿满之患，肺部过补则会出现气喘之类的毛病，甚至连肾也不可过补，"人皆知肾为癸水，而不知经则子午君火焉。补肾之火，火得热而益炽；补肾之水，水得热而益涸"。

为何不可以过度进补？或者说进补的正确方式是什么

人为何不能过度进补？因为人类已经是食物链的顶端生物，吃的都是植物、动物的精华，比如我们的主食是水稻、小麦，是植物的果实；我们吃的菜肴，大多数是肉类以及植物的根苗，也是很补的食物，只要我们按时、按量地吃主食和菜肴，就是在进补。如果在正常吃饭且身体无恙的情况下再用药物进补，可能就会因过度补益而导致身体有恙。

从"正气夺则虚，邪气盛则实"的观点来看，人普遍"邪气盛"，治疗时需要泻实；当出现"正气夺"时则需要考虑进补。那么从阴阳的角度考虑，那就更有意思了，只要顺着人体气的运行规律来，其实补就是泻，泻就是补。所以张子和说：

阳有余而阴不足，则当损阳而补阴；阴有余而阳不足，则当损阴而补阳。热则芒硝、大黄，损阳而补阴也；寒则干姜、附子，损阴而补阳也。岂可以热药而云补乎哉？而寒药亦有补之义也。《经》曰：因其盛而减之，因其衰而彰之。

补药，不是只有补阳气的药物，也有补阴气的药物。不管是泻下的还是滋阴的，都可能是补药，所以我们的视野应该开阔一些，不一定非得用温热之药才是补，其实很多时候苦寒之药也是补。如果认识不到这点，对于现代很多疾病的治疗，就没办法抓住其核心要素。

人到底要进补什么，或者怎么进补

进补需要有策略，最好的进补方式不是用中药，而是用食补。我们熟悉的猪肉、羊肉、牛肉都是滋补之品，平时多吃点就是补。不分情形地用鹿茸、阿胶、人参进补，就会显得有点过了。

中医说：形不足者，温之以气；精不足者，补之以味。形体上比较瘦弱，最好的方法就是补气，而主食米饭、馒头就是补气的；如果精气亏虚，那么最好的方法就是用饮食的菜果来补。这样食疗的进补要比药物进补来得更加安全。

　　我们在读了《内科摘要》之后，紧接着就是看《儒门事亲》了。虽然这两部书的观点很多是有出入的，但这对于我们临床技能的提高会有非常好的帮助。

《医门法律》：
江右特色

为什么种菊花可以使人长寿？
从一个经方谈起

大家都知道菊花是好药，古代的士大夫普遍喜欢菊花，梅兰竹菊被称为四君子，也是文人常用的点缀，那么为什么这样呢？如果我们从生命本能去认识，就会非常了然了。因为人体需要这些东西，但是历来医家没有解释为什么需要。

那么，今天我来给大家揭秘一下，需要菊花的终极秘密就是人类需要长寿。前面我们一直在读《儒门事亲》，接下来，我带着大家一起读喻昌（字嘉言）的《医门法律》。我们用《儒门事亲》里面的一句话来连接这两部书，这样就会很有意思了。

首先，我们来读一读《儒门事亲》的相关内容，看看张子和是怎么解释的，张子和在"水论"中用一段话解释了水的变化：

南阳之潭渐于菊，其人多寿；辽东之涧通于参，其人多发。晋之山产矾石，泉可愈疽；戎之麓伏硫黄，汤可浴疬。

为什么水会随着陆地上种植的东西而变化呢？实际上，就是因为植物、矿物的有效成分会渗透到水里，被人摄入体内可导致相应变化。种植菊花的地方，通常人也容易长寿，这就是菊花的好处。

菊花有啥作用

那么就有人问了，菊花到底有啥作用？我们不妨看一看《神农本草经》之中的记载："主诸风头眩、肿痛，目欲脱，泪出，皮肤死肌，恶风湿痹，利血气。"

《本草纲目拾遗》："专入阳分。治诸风头眩，解酒毒疗肿。""黄茶菊：明目祛风，搜肝气，治头晕目眩，益血润容，入血分；白茶菊，通肺气，止咳逆，清三焦郁火，疗肌热，入气分。"

菊花的作用，主要就是治疗头风，以及上火导致的各种问题。我们知道，不论古今，中风都是最大的病种之一，老人到了一定的年纪，中风的概率就会攀升，而菊花的作用不但可以使人保持头脑清明，还可以呵护人体血管的健康，使人不会出现头晕等现象。同时，菊花本来就是可以祛风的，虽然这个祛风的作用只针对风热，但是与其他药配合得好的话，也可以清除内在之风。内在之风清除之后，人体自然就能抵御外袭之风了。明白了这一点，我们再来看张仲景的一个方，叫侯氏黑散，这个方的君药就是菊花。

侯氏黑散，治大风四肢烦重，心中恶寒不足者。《外台》治风癫。……然以菊花为君，亦恐风邪乘虚，进入心脏故也。

菊花四十分　白术十分　细辛　茯苓　牡蛎各三分　桔梗八分　防风十分　人参　矾石　黄芩　当归　干姜　川芎　桂枝各三分

看到这个方的组成，其实除了菊花，其他无非就是健脾胃、清热祛风的药物。古代用来治疗中风前兆，还是很合适的。

不过，侯氏黑散的注解太过简单了，我们无法知道其确切的适应证，虽然自古以来很多人都在极力地讲这个方的好处，但是没人给出治疗的适应证。

这里，我用一个案例跟大家说说这个方的用法。有一次我父亲干活，伤了太冲穴附近的肌肉，那段时间父亲经常干呕，我判断是肝气上逆，建议他泡菊花喝。还真绝了，父亲喝了两三次，症状就好了。由此推断，菊花有降肝胆之气的作用，就是肝阳上亢的克星。

侯氏黑散针对的也是肝阳上亢的患者，只要患者出现了脉弦，出现了呕逆，出现了头面红胀、大便秘结等症状，就可以考虑用这个方。对于绝大多数的中风患者，在发作之前都有肝阳上亢的前兆，我们在治疗的时候用侯氏黑散就不错。

中风起见四肢麻木，
补气是重要之法

凡是疾病都有先兆，癌症有先兆，中风也有先兆，但是如果防治不得法，不但症状不会减轻，反而还会加速疾病的到来。

比如，我们看到很多中医书籍会说中风的先兆就是手足大拇指出现麻木。如果出现了症状还不注意，经过三到五年的发展，就可能出现中风。

中风的根本病因是风邪，按照这个道理，预防中风最好的方法就是提前吃一些祛风的药物。那么，有些医家就发明了所谓的祛风丸、愈风汤等，事实证明有不少患者用这些药之后不但没有见好，反而加速了中风的到来。

于是，有中医就会找理由，说风药引风。实际上是不是这样呢？其实，风药的作用就是发散，会消耗人体的津液，而津液是人体正气赖以依存的物质条件，所以津液的丧失实际上就是正气的丧失。

所以说风药是不可以随便服用的，否则很容易加快疾病发生，消耗自己的正气，不但不能预防中风，而且很可能会加快中风的到来。那么我们需要怎样预防中风呢？

《金匮要略》里有一个非常有名的方剂，叫作黄芪桂枝五物汤，是桂枝汤的变法而来。按理来说桂枝汤是可以祛风的，但是力度还不够，特别是补气的力度不够，所以要加一味黄芪来增加其祛风的力度。我经常用这个方来预防中风，我的父亲也用这个方治疗过不少有中风先兆的患者。

下面我就来介绍一下，江西喻嘉言的相关经验，还有他推荐的预防中风的方药。喻嘉言是江西人，是明末的一个秀才，因为不愿做清朝的官吏，也不愿参加考试，所以满肚子的才华就用来参禅，用来学习医药了。

读喻嘉言的书，会发现他的文辞很美，旁征博引，其《医门法律》中有很多有意思的见解，其中关于中风的见解是非常精妙的。所以我们将着重把他预防中风的一些经验分享出来。

喻嘉言预防中风，有一个很好的方剂，就是人参补气汤，用来治疗手指麻木。

人参　黄芪各二钱　升麻　柴胡　芍药　生甘草　炙甘草　五味子各五分

上水一盏，煎至五分，食远临睡时服，渣再煎。

喻嘉言说："诸阳起于指，手指麻木，风已见端。宜亟补其气，以御外入之风，故用此为绸缪计也。"

首先说，这个方的组成其实是从补中益气汤化裁而来的，只是将当归换成了五味子，少了陈皮而已。

为什么说四肢麻木是中风的先兆呢？用现代医学解释就是血液循环系统出了问题，所以需要用补气的方法增强血液循环的能力。按照中医的理论，四肢属于脾所主，四肢麻木就是脾虚了，最好的治疗方法就是补脾胃，而不是祛风。所以用人参补气汤治疗四肢麻木，效果是很不错的。

当然，我们也可以采用薛立斋的补中益气汤加减预防中风，两者的作用机制并没有太大的差别，只是用法不一样而已。

女性脱发，肝血亏虚，皮肤干燥，这个养生方你值得拥有

前面我们写到了薛立斋，其实他不仅仅会用六味地黄丸、补中益气汤等，还会使用十全大补汤、人参养荣丸、八珍汤等，因为篇幅的原因，所以没有介绍太多，但是八珍汤这个方剂实在太好用了，我们不得不再回过头来介绍一下。

前面写了男性脱发的治疗，现在给大家介绍一个女性之友——脱发的克星。

首先要声明的是，女性的脱发与男性的脱发本质上是一回事，但是男性的生理特性与女性不一样，女性因为每个月要失一次血，所以女性体质偏虚。来找我看病的女性，基本上六脉都虚，所以治疗女性疾病当以温补为主。

八珍汤自从问世以来，就是专门针对女性气血两虚的特点而来的。我跟着父亲学习的时候，就是从八珍汤学起的，特别是妇科疾病，不管是调经，还是种子，基本上都是拿这个方加减使用的。

女性脱发，表现为肾虚，根源在月经不调

就个人的临床经验而言，女性朋友生病，基本上都是月经不调惹的祸，因此调节月经就可以达到治疗的效果。而八珍汤就是治疗这方面问题的代表方剂。脱发，其实与两个脏腑关系很密切，头发是白还是黑，主要看肾气的衰旺，头发长得是快还是慢，主要就是看肝胆生发之气。那么，肝胆的生发之气是从哪里来的呢？主要是肝血。从脏腑的角度来说，八珍汤既可以补肾，又可以补肝血。

以前，我临床用药很少加柴胡，自从学了《傅青主女科》之后，就开始用一些柴胡，3~5克，发现这个量的柴胡不但可以提升疗效，而且还不会燥肝阴。在临床中，我还发现柴胡有一个好处，那就是促进头发生长。曾经有人做过试验，就是用中药治疗脱发，有的时候用柴胡，有的时候不加柴胡，加柴胡时患者头发长得很快，不加柴胡就长得慢甚至不长。

所以说，在八珍汤的基础上加入柴胡对女性脱发疗效显著，这样八珍汤的运用就活了。

八珍汤治疗什么疾病

看看薛立斋的论述：

八珍汤治气血虚弱，恶寒发热，烦躁作渴，或不时寒热，眩晕昏愦，或大便不实，小便赤淋，或饮食少思，小腹胀痛等症。即四物、四君合方。

组成：熟地黄10克，川芎10克，当归10克，白芍10克，人参10克，茯苓10克，白术10克，甘草10克。

从本方的主治来看，并不能看出它能够治疗脱发。但是如果患者脱发的本质是气血虚，那么从调理气血的角度就很容易理解了。另外，秋季不少人会皮肤干燥，出现肝血虚导致的皮肤问题，还有因天气渐寒，津液不足导致的大便干，治疗的时候适合用温热之药。这时候我们给自己备上一点八珍汤，也是极好的。

如果患者本身就有大便秘结，还有四肢发热，就把熟地黄换成生地黄，加上麦冬；如果还有咽喉不利，就加上桔梗、木蝴蝶；如果有烦热、失眠等，可以加入黄芩、黄连、栀子等药物；如果有狂躁症，则考虑有瘀血，需要加入牡丹皮、三七、红花等药物；如果只是弱女子一枚，气血不足，那就按照原方抓药。

秋季干燥来了，干燥综合征？
这个方你需要了解一下

现在我们开始跟着喻嘉言一起学习他的《医门法律》。前面我们写了很多关于中风的内容，但是喻嘉言的贡献其实并不仅仅是这些。

在学术史上，喻嘉言是第一个提倡标准的医案写法的医家。作为一名医生，一定要好好地看一下他的《寓意草》，因为这本书强调"先议病，后用药"，并制订了议病格式。其善用古方，用药灵活，见解独特，发挥也颇多。另外，在伤寒研究方面，喻嘉言也是一位非常著名的学者，他的《尚论篇》内容比较深刻，虽然有师心自用之嫌，但在学术界还是有比较大的影响。

不过，我们在此主要谈喻嘉言的临床贡献。关于秋燥的理论，喻嘉言提出了很深刻的理解，并且创造了一个非常有名气的方剂——清燥救肺汤。本文就是要从中医临床的视角看看这个方剂在现实生活中的运用。

喻嘉言扩展了我们对于燥邪的理解。普通人认为，燥邪所致病症主要就是人体的皮肤干燥、肺燥咳嗽、大便秘结，止此而已。所以历来治疗燥邪的药方，都是在滋补和通便上做文章，但实际上是不是如此呢？

我们看一下喻嘉言的解释：

虽以东垣之大贤，其治燥诸方，但养荣血，及补肝肾亏损，二便闭结而已，初不论及于肺也。是非谓中下二焦有燥病，而上焦独无也。不过阙经旨伤湿之疑，遂因仍不察耳。……诸痿喘呕之属于上者，上亦指肺，不指心也。若统上焦心肺并言，则心病不主痿喘及呕也，惟肺燥甚，则肺叶痿而不用，肺气逆而喘鸣，食难过膈而呕出，三者皆燥证之极者也。

看到没，在他的认知中，燥气导致的不仅仅是气血方面的问题。凡是上焦的问题，都有可能与肺气相关，而呕吐、痿弱之疾的发生也有可能跟肺气有关。这个事情让我想起了以前跟师的一次经历。

燥邪导致的问题是全身性的，而且不少痿证也是燥邪导致的。卢崇汉在治疗重症肌无力的时候会用到一个药物，叫作紫菀，这个药物是宣发肺气的。但是为什么对于重症肌无力的患者，需要用这个药物呢？

有人给出的解释是《药品化义》的记载：

紫菀，味甘而带苦，性凉而体润，恰合肺部血分。主治肺焦叶举，久嗽痰中带血，及肺痿，痰喘，消渴，使肺窍有清凉沛泽之功。……用入肝经，凡劳热不足，肝之表病也；蓄热结气，肝之里病也；吐血衄血，肝之逆上也；便血溺血，肝之妄下也，无不奏效。因其体润，善能滋肾，盖肾主二便，以此润大便燥结，利小便短赤，开发阴阳，宣通壅滞，大有神功。

实际上，这就是紫菀可以通过治疗肺燥，从而治疗痿弱之病的原因。所以，对于身体痿弱不用的患者，就可以用这味药来治疗，当然，单味药疗效是有限的，我们临证时要使用复方。在喻嘉言看来，治疗燥邪导致的问题就要用一个专门的方剂，即清燥救肺汤。

自制清燥救肺汤，治诸气膹郁，诸痿喘呕。

桑叶（经霜者，得金气而柔润不凋，取之为君，去枝梗）三钱　石膏（煅，禀清肃之气，极清肺热）二钱五分　甘草（和胃生金）一钱　人参（生胃之津，养肺之气）七分　胡麻仁（炒，研）一钱　真阿胶八分　麦门冬（去心）一钱二分　杏仁（炮，去皮尖，炒黄）七分　枇杷叶（刷去毛，蜜涂，炙黄）一片

水一碗，煎六分。频频二三次滚热服。痰多加贝母、瓜蒌；血枯加生地黄；热甚加犀角、羚羊角，或加牛黄。

这个方可以治疗什么疾病呢？凡是与肺燥相关的疾病都可以用这个方治疗。比如有人治疗慢性支气管炎急性发作，采用

清燥救肺汤加减治疗单纯型慢性支气管炎急性发作期 60 例，与棕色合剂治疗 60 例作对照，疗程 7 日。结果：治疗组总有效率 95.0%，对照组 86.7%。(《中华中医药杂志》2005 年第 1 期) 也有人治疗放射性肺炎：在糖皮质激素治疗的基础上，采用清燥救肺汤治疗放射性肺炎 32 例，对症口服复方甘草片及喷托维林治疗 20 例作对照。结果：总有效率，治疗组 96.7%，对照组 85%。(《辽宁中医杂志》2006 年第 11 期)

另外，还有人治疗干燥综合征：用清燥救肺汤合大黄䗪虫丸治疗干燥综合征 26 例，与左旋咪唑治疗 12 例对照，疗程 1 个月。以临床症状消失、实验室检查基本恢复正常为显效标准。结果：总有效率，治疗组 88.5%，对照组 58.3%。(《浙江中医杂志》2000 年第 2 期)

除此之外，清燥救肺汤还有很多作用，比如对于一些阳痿早泄的患者和一些肺纤维化的患者，都可以用这个方剂，不少女性一到秋季就开始过敏，出现皮肤干燥，也可以用这个方来调理。

喝酒，脚趾头痛；
跑步，膝关节痛。
骨质增生，这个药吃一下

现在很多人都喜欢运动，年轻的时候觉得很爽，但是过了一定的年龄，就开始受不了了。因为人类的骨骼是随年龄退化的，现在很多人都提倡一天走一万步，但是这个运动量对于老年人来说，可不是健身，而是毁身子。

现代社会，因为各种原因，不少人年纪轻轻就得了痛风，脚趾头不听使唤；也有一些运动爱好者，随着年龄增加，开始出现膝关节骨质疏松、骨质增生，此时就会出现一种非常难治的病——鹤膝风。

古人认为，鹤膝风是风邪导致的，但是很多医者也发现了，如果按照祛风的思路治疗，很多时候是没有效果的，因为具体治疗还是应辨清证型才好。比如对于肾虚导致的，治疗上就应用六味地黄丸，加鹿茸、牛膝，效果更好。

鹤膝风属于中医痹病的范畴，凡是肾虚导致的痹病，补肾就是最好的解决方法。

年轻的时候经常运动，还经常栉风沐雨，这样一方面消耗自己的肾气，另一方面则受自然界的风、寒、湿邪侵袭，这三种邪气是标，肾虚是本，标本一结合，就可能发生鹤膝风。但是，年轻人和老年人，治疗是有一定差别的。年轻人肾虚导致的鹤膝风，可以用滋补肾阴的方法治疗。我推荐用的药是十全大补汤。陈修园在《时方妙用》之中指出：

（鹤膝风）胫细而膝肿是也，为风寒湿三气，合痹于膝而成，初起，发热头痛，宜五积散，痫后变成者亦宜之。若久病，为足三阴虚，宜十全大补汤加附子、牛膝、杜仲、防风、羌活主之。

从陈修园的论述之中我们可以看到，骨质增生于膝盖者，当分两种情况：第一种是因为栉风沐雨之后发生的，此时还是有表证的，所以用五积散来祛风散寒；如果久病内虚，则需要用补药，以十全大补汤为主。

五积散首见于《太平惠民和剂局方》。

调中顺气，除风冷，化痰饮。治脾胃宿冷，腹胁胀痛，胸膈停痰，呕逆恶心，或外感风寒，内伤生冷，心腹痞闷，头目昏痛，肩背拘急，肢体怠惰，寒热往来，饮食不进，及妇人血气不调，心腹撮痛，经候不调，或闭不通，并宜服之。

处方：苍术、白术各15克，桔梗18克，麻黄、枳壳、陈皮各15克，厚朴、干姜各12克，姜半夏、茯苓、甘草、白芷、当归、白芍、川芎、肉桂各9克。

凡是出现了身体阳虚，非常怕冷的患者，可以考虑五积散；而没有表证，不怕冷、不发热，同时有肾虚的患者，就用十全大补汤加减：

处方：当归10克，川芎5克，白芍10克，熟地黄10克，人参10克，白术10克，茯苓10克，炙甘草5克，黄芪10克，肉桂3克。水煎服。

原方各等分，现一般改用饮片，酌定剂量，水煎服。丸剂，每服6～9克，每日2～3次；膏剂，每服15克，每日2次。

最后给各位热爱跑步的朋友提个建议，最好不要在气候不好的时候出去跑步，不然得病的概率会比较高，也不要晚上出去跑步，不然失眠的概率也会比较高。

高血压，脾气大，
还有便秘症状，
这种人要小心中风

　　前面说了中风的预防，不少人以为中风就是虚，而实际上中风多为标实本虚，所以不管用什么治疗手段，基本法则是补泻兼施。但是，在临床上，也有些患者中风是实证表现。

　　在临床上，我就见过一种中风患者，整个人说话的声音很粗，呼出来的气都是带有臭味的，面目也比较红润，看起来气血充足。这类中风的患者，如果按照补阳还五汤的方法治疗，效果是不好的。所以，中医在治疗中风或者中风后遗症的时候，还要考虑另外一种状况，那就是中焦实热很重。

三黄泻心汤降血压

刚开始学中医的时候，我看到有人用泻心汤降血压、预防中风，内心深处很疑惑——中风患者大多数是虚证，不补反泻，岂能有效？但是后来自己遇上高血压患者，发现有实热证，才渐渐理解泻心汤降血压的道理。

三黄泻心汤源自《金匮要略》，由大黄、黄连、黄芩组成，有泻火解毒、燥湿泄热的功效。比如高血压实热证者热与痰湿相结合，会有痰湿热的三重因素，治疗上我们就应祛痰泻火，从而达到治疗的目的。现代药理学实验表明，黄连素是三高（高血脂、高血糖和高血压）的杀手，而黄连的主要有效成分就包含了黄连素，所以三黄泻心汤对于看起来很壮实，或者时不时就上火的高血压患者，效果还是很好的。

便秘高血压患者，用三化汤也不错

当一个人因实热之邪比较旺盛而导致中风时，可以用到一个方，那就是三化汤。这个方剂经常配合着小续命汤加减使用。

应该指出的是，不管是三化汤还是小续命汤，都含有泻下药，只是两者添加的量不一样罢了。中风之后，首先要辨别虚实，虚证就用我们熟悉的三生饮、术附汤等；实证就可以考虑用小续命汤，但是如果是大实证，比如除了面部红、大便不通，还有手足热等阳明证，就可以用三化汤了。

三化汤

治中风外有六经之形证，先以加减续命汤主之，内有便溺之阻隔，此方主之。

厚朴　大黄　枳实　羌活各等分

水煎。

熟悉中医方剂的人都知道，这个方其实就是经方之中的小承气汤加羌活化裁而来，所以这个方治疗的就是实证中风。喻嘉言说："此乃攻里之峻剂，非坚实之体，不可轻服。……在中风证，多有虚气上逆，关隘阻闭之候，断无用大承气之理。古方取药积腹中不下，以渐填其空窍，俾内风自熄，奈何今人每开窍以出其风，究竟窍空而风愈炽，长此安穷也哉！"

而我在临床中观察，有一部分中风患者，实际上就是阳明实证，这类人身体壮实，平时没病没痛，突然有一天就中风了。其实这类人性格急躁易怒，看起来壮硕无病，实则容易得急症。建议这类人平时少吃油腻，多吃一些泻下的药，泻几次，把体内的火气降一降，中风的风险就会降低很多。

喝酒会导致中风吗？
这种酒不仅不会，
还有预防、治疗作用

　　酒素有"百药之长"之称，能够帮助药物更好地发挥作用。古人用酒浸泡药材，以制成药酒，而现代人用酒来萃取药物的有效成分。所以中医不认为喝酒对身体不好，只是喝酒太多对身体不好。

　　但酒是一个性烈之品，主要的作用就是催化，不管是治疗外感疾病的药，还是治疗内伤疾病的药物，用上了酒，药效会来得更快，而且普遍往上走。所以我们治疗头部疾病，都会用到酒作为引经药。

　　下面我来介绍一款古代用来预防和治疗中风的药酒。这个药酒因为组成比较平和，所以对于爱喝酒的人来说是很不错的。其实，不少有酒瘾的人在喝酒和不喝酒之间选择时，也经常是矛盾的，但是如果有一种酒可以解酒瘾，还能预防中风，岂不美哉。

史国公酒，治疗各种风

首先我们来看看史国公酒能治疗哪些疾病。

治诸风五痹，左瘫右痪，口眼㖞斜，四肢疼痛。七十二般风，二十四般气，其效不可尽述。

所谓"诸风"就是现在的各种痛症，不管是关节炎还是肌肉疼痛，只要涉及疼痛，都可以用史国公酒来治疗。当然这酒还能治疗中风后遗症。其实它的主要作用就是活血化瘀。

当归　虎胫骨（酥油炙）　川羌活　川草薢　防风各二两　秦艽四两　鳖甲一两（醋炙）　川牛膝（酒浸）　松节　晚蚕沙（炒）各二两　枸杞子五两　干茄根八两（饭上蒸熟）　苍耳子四两（炒，捶碎）

上十三味，用无灰酒一大坛，将绢袋盛药，悬于酒内，密封固。候十四日后，开坛取酒，取时不可面对坛口，恐药气冲人面目。每饮一盏，勿令药力断绝。饮尽病瘥，将药渣晒为末，米糊丸，梧桐子大。每服八十丸，空心温酒下。忌食动风辛热之物，此药可以常服。

我们在抓药的时候，只需要按照所列药物的比例取就行了

（注意方中涉及的禁用品，如虎胫骨可用狗骨代替）。抓了药之后，将药放在纱布内包起来，然后悬空浸在酒坛子内，密封放十四天，吃药的时候一定要连续喝，不能中断，药渣也可以做成丸剂内服。

　　这个方中的当归、秦艽、枸杞子都是补肾的药物，也是祛风湿的药物，所以对于四肢疼痛的人效果比较好，而对于中风的人则还要考虑加减应用，特别是加入一些补气的药物，或者泻火的药物，那效果会更明显。

各种结节、良性肿瘤，
用这个经典方药有良效

读经典就是要发现古人的经验之中值得我们学习的地方，就是要发掘每一位医家的过人之处。《医门法律》是喻嘉言的临床经验总结，对于我们来说是非常宝贵的经验。前面我们介绍了一些关于中风的内容，风邪所致疾病特别多，这里讲讲中风与风寒湿导致的痹病之区别。

痹病是一类以疼痛为主要表现的病证，在治疗的时候我们需要辨别原因，比如前面所说的鹤膝风就是肾虚导致的骨质增生，明白了这个就知道怎么治疗疾病了。那么我们今天来学习一下常见结节的治法。不管是乳腺结节、肺部结节还是甲状腺结节，对于大多数人来说，结节并不是太严重，很少变成恶性肿瘤。但是预防结节的发展还是很有必要的，而我们要做的就是认识到这些结节的病机实质，然后对"证"下药。

结节，在中医看来，其实跟脏腑的积聚有点类似。

肺结节有什么表现

中医没有肺结节的病名，根据其临床表现可归于"咳嗽""喘证"等。

肺结节的早期一般没有咳嗽、气喘、胸闷等症状表现，有些人最早只感觉疲劳，容易感冒，有的因为外邪侵袭，肺卫失调，痰涎痹阻于肺，从而出现咳嗽咯痰、发热恶寒、气急喘憋等症状。

从中医病机方面而言，肺结节跟我们古代所谓皮里膜外之痰类似，我们在治疗上需要从这儿入手，然后根据不同人的体质配制中药。《医门法律》有专治痰涎痹阻的方子：

原治人忽患胸、背、手、脚、腰、胯痛不可忍，牵连筋骨，坐卧不宁，走移无定。乃痰涎伏在胸膈上下，变为此疾。或令人头重不可举；或神意昏倦多睡；或饮食无味，痰唾稠黏，口角流涎，卧则喉中有声，手脚肿痹，气脉不通，疑似瘫痪，但服此药数服，其病如失。

对于绝大多数的肺结节患者来说，以上症状都不会出现，但如果真出现了以上问题，就要积极治疗了。那么，这个治疗痰涎痹阻的方子是什么呢？就是控涎丹：

甘遂　大戟　白芥子

上等分为末，曲丸桐子大。食后临卧，姜汤下五七丸，或十丸，量人服。

以上三味药，大家一看，估计都傻眼了，这些"虎狼之药"现在还能买到吗？不好买，必须带着身份证去买。而且对于虚弱之人，我们还要注意，不能吃得太多，因为吃药之后会出现呕吐现象，也会出现腹泻症状，这药泻的效果太强，所以吃这个方，还需要再吃一些补药。

控涎丹治疑难怪病，因其可以泻身体十二水，凡水肿、痰瘀、血瘀皆可用。但有些情况是不能用的，凡患者舌苔红绛、无苔者不可用；凡体虚极，元阳不保不可用。另外，患者泻后一定要喝一碗稀粥以补脾胃之气！甘遂、红芽大戟必须制熟才不致呕！

国医大师朱良春教授运用这个方颇有心得，朱老的经验是：

慢性疾患，如瘰疬、流注、痰核等症，宜少量连续守服，一般每服0.9克，每日3次，守至中病即止，可谓十去七八，或配合汤剂疗效更佳。

急性胸膜炎、肺炎，痰多气促，发热、咳嗽、胁痛、胸水、腹水等实证，宜每次服2.5～3.8克，每日服或间日服，以知为度，如服后隔半天，仍未泻下者，可续服一次。一般的患者首次服药后，应见泻下较剧，第二次即无剧泻之象。

对实证者，若正气尚可，年龄较轻，如类风湿关节变形之早中期患者，坐骨神经痛之急实者，尤其是形体丰腴，痰湿之体，控涎丹剂量可增至6～9克，服至中病后逐日减量或改为间日一次。临床实践证明，控涎丹配合朱氏益肾蠲痹丸能迅速纠正关节变形，配合仲景桂枝芍药知母汤能迅速缓解原发性坐骨神经痛，痛重酸木诸症。配合大剂量川草乌煎剂外用浸泡变形关节亦颇有佳效。

焦树德先生对此方也倍加推崇，他在书中讲道：

本方主要用于治疗素有痰涎伏留在胸膈上下之处，令人忽然胸背、手足、腰部颈项等处的筋骨牵引疼痛或隐痛不止，也可能游走不定，或手脚重着冷痛，或头痛眩晕，或神志困呆多睡，或胸闷少食、痰多流涎，或脚肿重痛、不能步履，或某个肢体重着顽麻不遂等。此乃痰涎所致，不可误为他症。

明代医家李时珍曾说："痰涎为物，随气升降，无处不到，入心则迷，成癫痫；入肺则塞窍，为喘咳背冷；入肝则膈痛干呕，寒热往来；入经络则麻痹疼痛；入筋骨则牵引灼痛；入皮肉则瘰疬痈肿。"

一般的加减法是：如两脚患湿脚气，肿痛沉重，顽麻颓软，不可步履，可加槟榔 70～80 克，木瓜 50～60 克，松枝 60 克，卷柏 60 克。如惊痰为患，神呆易惊，失眠胆小，可加朱砂 30 克（水飞），全蝎 60～70 克。如气郁受惊，久久不解，渐结痞癖病块，可加炙穿山甲 60 克，鳖甲 70～80 克，延胡索 60 克，莪术 60 克。热痰证，可加芒硝 60～70 克；寒痰之证，可加胡椒 30～40 克，丁香 30 克，干姜 30 克，肉桂 20 克。用量可从小量渐渐增至见效剂量。

总结起来，这个方剂的使用不仅限于前面说到的疾病，还有很多跟痰涎有关的疾病都可以使用，比如腱鞘囊肿、狭窄性腱鞘炎、脂肪瘤、乳腺增生、乳腺纤维瘤、子宫肌瘤、卵巢囊肿、淋巴结肿大、结核、肥大性关节炎、风湿性关节炎、类风湿关节炎、坐骨神经痛、痛风、关节囊积液、胸膜炎、胸腔积液、支气管炎、顽固性毛囊炎等有痰瘀实邪而身无大亏者，虽不能十全，但足以愈其六七。

胃炎有胃痛，可能是阴阳气不通，这个经方要好好用一下

喻嘉言是由秀才转而学医的，所以他的医论水平总是让人觉得比很多人高那么半截，这是因为明代的知识分子有很深厚的哲学功底。

喻嘉言《医门法律》的特点就是理论多、实战少，所以读起来比较费劲。其中，他对经方的论述是非常高深的，临床可以通过他的论述推导出经方的运用范围。

首先，我们来看看喻嘉言对黄连汤的见解：

腹中痛，阳不得降，而独治于上，为胸中热、欲呕吐，与此汤以升降阴阳固然矣。而湿家下之，舌上如苔者，丹田有热，

胸中有寒，亦用此方何耶？后人牵强作解，不得制方之旨，又安能取裁其方耶？

喻嘉言认为，黄连汤是从小柴胡汤化裁而来的，他认为小柴胡汤减去柴胡，然后减去黄芩、加上黄连就成了这个方剂。而实际上，很多人认为这个方剂由半夏泻心汤化裁而来，就是半夏泻心汤把黄芩去了，然后加入黄连，再加入桂枝，就成了黄连汤。

到底哪个解释比较合适呢？我们可以从这个方剂治疗的疾病来看。我们知道柴胡和黄芩是小柴胡汤的主要组成药物，如果没有了柴胡，就不是小柴胡汤了，所以从这个角度来说，黄连汤就不是从小柴胡汤化裁而来的。喻嘉言觉得小柴胡汤是升降少阳的，而黄连汤也是升降阴阳的，只不过这个升降阴阳不是从少阳的角度而是从脾胃的角度来阐释的，所以他认为黄连汤是从小柴胡汤化裁而来的。

黄连与桂枝，交阴阳于顷刻

在中医的著名方剂中，有一个叫交泰丸的方剂，就是由黄连和桂枝组成的，主要治疗心肾不交的失眠患者，而交泰丸中起主要作用的就是黄连和桂枝。黄连泻火，实际上也补土，所谓的补土，就是将人体的浮越之阳潜下去。桂枝的主要作用就是调节肠胃的功能，也是降气的。所以黄连与桂枝配合在一起，针对上热下寒患者是非常有效的方剂。

在临床上，黄连汤是很好的治疗寒热错杂的方剂，这与半夏泻心汤有一点差别。半夏泻心汤针对的是中焦有湿热的患者，一般舌苔还是比较红的，看起来偏向于火气旺盛。而黄连汤针对的证候除了中焦有点湿热之外，还有肠胃比较弱，舌质淡白，一副气血不足的样子。

所以，在用半夏泻心汤治疗胃炎的时候，患者应该还不是很虚，当正气虚到了一定程度，就需要加大人参的用量，或者加入肉桂或桂枝这类中药。

对于胃食管反流症的患者，我们通常要用到吴茱萸汤等热性方剂治疗，如果中焦有湿热，就应该考虑使用黄连汤；对于一些萎缩性胃炎患者，也可以考虑使用黄连汤，因为这类疾病也是经过比较长的疾病状态之后，才出现了胃痛。

消渴分上中下三消，
机械用方治疗为什么效果不佳

糖尿病在中医学属于"消渴"的范畴。我刚开始学中医的时候，看到书中写消渴分上、中、下三消：上消是口渴严重，属于气分之热，治疗用白虎汤；中焦热属于中消，主要就是总吃不饱，治疗就用小承气汤；而饮一斗，小便一斗，那就是下消，治疗就用金匮肾气丸。

第一次看到这个内容，内心深处是非常激动的，后来听了不少老师的课，发现老师讲的也一样，不过在临床上，很多人都跟我说，他们吃金匮肾气丸，或者吃人参白虎汤，效果都不理想。

糖尿病的正治，到底是什么

对于久治欠效，转诊多家名医而求治于门下的糖尿病患者，如果辨证没有一个全新的思路和见解，就别轻易接手，因为别人开的药是无效的，你开的方大同小异，那十有八九也是无效的。

在治疗糖尿病的过程中，我常用两个套路：第一个是黄芪类的方剂，这类方剂只要搭配得当就能够发挥很好的作用；第二个套路就是用黄连类的方剂，这类方剂不敢长期使用。为什么？因为早先就有人有过明确的经验：

凡治消渴病，用寒凉太过，乃至水胜火湮，犹不知反，渐成肿满不救，医之罪也。

人之所以消渴，说到底还是内热，因为津液的流失是人口渴的根本原因，所以用寒凉药是正确的，但是在这个过程中会出现患者很快就不渴了，但也没有了胃口。这就不是治病了。

治疗消渴，当以补津液降火为急

前面我们介绍了三消正常的治法，可以看出来，不管是白虎汤还是小承气汤，都是以清热的方药为主，是治疗消渴的必备药方。所以喻嘉言说："凡治初得消渴病，不急生津补水，降火彻热，用药无当，迁延误人，医之罪也。"

刚开始得消渴的患者，可以根据情况，给予白虎汤或者人参白虎汤，或者大、小承气汤，这些方剂在使用的过程中，要根据辨证论治的要求来，只是这种用法的疗效持续的时间不长，只能维持一段时间，万一没有治好，那后面的事情就难办了。

治疗消渴，需要考虑肺肾

消渴的主要病因就是火气太旺，消耗了水，所以凡是可以消耗"火"的五行，都可以缓解消渴的因素，比如火克金，如果我们补肺金，可以缓解消渴的症状，如果我们补脾土，也可以泻火，从而缓解消渴症状。前面所说的用黄连就是一个泻火补土的措施。最关键的就是后面的肾气，因为肾气代表的是水，水克火，在五行的生克制化之中，克的力量是最大的。

所以，喻嘉言说："凡治中消病成，不急救金水二脏，泉之竭矣。不云自中，医之罪也。"

长期来看，白虎汤不是治本之法

喻嘉言说："凡治肺消病而以地黄丸治其血分，肾消病而以白虎汤治其气分，执一不通，病不能除，医之罪也。"

从这句话中，我们就遇到令人迷惑的地方了，现在很多没有经过大量临床实践的人，总是会说三消很容易治疗，但是真正见过临床的人，会发现三消确实可以治，只是短期效果有了，长期效果就很难说了，那怎么办呢？

不管是白虎汤，还是六味地黄丸，都不是治本之方，从长期来看，我们即使用白虎汤有效，也要考虑适时更换方剂，不然效果只能维持几十天，后面的问题会更加复杂。此时就要求我们对于脉象、对于糖尿病的发展过程有一个比较清晰的认识了。

长期看，糖尿病当从疮疡论治

喻嘉言说："凡消渴病少愈，不亟回枯泽槁，听其土燥不生，致酿疮疽无救，医之罪也。"

糖尿病其实并不可怕，可怕的是到了后期，因为长期的余火太旺，导致肌肤腠理有火，然后发展成为疮疡，而且这种情况是屡见不鲜的。那么，我们是否可以从疮疡的角度来治疗糖尿病呢？比如我们用治疗疮疡的药方，《外科大成》里面治疗疮疡的主方——托里消毒散。

治痈疽已成，不得内消者，服此以托之，未成者可消，已成者即溃，腐肉易去，新肉易生，此时不可用内消泄气、寒凉等药致伤脾胃为要。

人参 黄芪 白术 茯苓 川芎 金银花 当归各一钱 白芷 皂角刺 甘草 桔梗各五分

脾弱者去白芷，倍用人参。

这个方剂，不但可以治疗因为火气旺盛导致的疮疡，还可以治疗久病迁延的消渴患者。这个方剂，可以在里面加入一些清热的药物，特别是止消渴的，用来治疗糖尿病后期的患者，其实还是很不错的。

《竹泉生女科集要》:

一本书学会妇科

女人确实复杂，
看病要格外照顾

前期我们分享了喻嘉言的经验，他的书之所以好看，主要是因为他的说理非常明白，这跟他本身就是进士出身有关。喻嘉言是明朝的举人，后来又学了佛法，所以他的文笔犀利，思辨性更加突出。在明清两代，凡是文人从医，通常有比较好的声誉。比如，王肯堂就是一个非常有名气的医家，他的八股文写得也非常好。吴鞠通也是一个非常牛的人，读了很多书，他的书一出来，就很快传诵于坊间；陈修园是清代非常有名的官员，医术亦闻名遐迩。

从这几点来说，我们在学习中医的时候，不能忘记了写文章这件事，写文章对于医术的传承，还有医术的凝练，其实是很有用的。写作本身没有提升疗效的作用，但是写作带来的深入思考，不但可以提升自己对医疗的认知，还能够梳理医学的思路，这也是我为什么要把读名著的心得写出来的原因。

话不多说，我们今天继续说说民国时期的著名医书，这本书专门讲妇科临床的内容，叫《竹泉生女科集要》，这本书将古代医家的临床经验总结在一起，属于编纂的书籍，不是作者独创的。竹泉生的朋友为其作序说："虽非独创之作，要其撷精采华有条不紊，非三折肱能手，无此识力，诚足为后学津梁也。"

妇科是比较特殊的一门学科，当代从事妇科的医生女性比较多，但是古代的妇科医生基本上都是男性，所以我们学古代的医学经验，实际上有好处也有坏处。因为妇科是妇人之病，男性很难体会到那些疾病的感受，所以在辨证的时候容易忽略很多临床症状，将本来复杂的一些问题简单化，所以我们看古代的医家治疗妇科病，几乎清一色简单明了。

妇科无非就是那么几种情况，调经、种子、带下、生产、产后调理等，"妇人经水不调，则百病丛生，虽使治之得法，亦难奏效"，妇人疾病之所以和男子疾病有差别，主要就是因为有了月经，月经不调就是主要问题，只要有月经不调，那么其他问题就不能得到很好的解决，所以我们在看妇人疾病的时候，首先要注意的就是月经不调。

临床上，我们经常遇到很多女性的疾病治不好，根本原因就是月经不调没有得到解决，只要调节好月经，就可以发挥很好的作用。

　　月经的不调，分时间的差异，也分量和颜色的差异，所以在开方的时候，我们需要有所区别。月经，按照中医的观点，就是水，因为我们把月经叫作天癸，是自然而然的水，而肾主水，所以月经出了问题，就是人体的肾气出了问题，只要将这个问题解决好，月经自然会变好。

月经先期且量多，
为何清热还补肾

竹泉生说："女科之难治，与夫造化之妙道，皆在天癸。"
所以月经的多少，是否如期而至，对于治疗很多疾病都是非常
重要的。那么月经的不调，有的是提前，有的是推后，有的是
没有，有的是来好多次，这些不同的情况需要采用不同的方法
来辨证治疗。

月经先期，还量多，代表的就是火气旺，而且水也很旺，
这个时候我们就用傅青主的清经散来治疗。

丹皮　白芍（酒炒）　地骨皮　大熟地　青蒿　黄柏（盐
水炒）　白茯苓

此方茯苓、芍药皆经产所忌，以其服之，恒致崩淋滞浊之

患也，宜于经净后服之。其多汗者，去丹皮。骨蒸者，以生地黄代熟地。肾元不固者，加金樱子、山茱肉。

从这个方剂的组成，以及后面的加减法之中，我们可以学到很多内容，首先是补肾、清热同时进行，可以这样配伍，熟地、黄柏是补肾的，其余药物都是清热的，不管是丹皮、白芍，还是地骨皮，或者青蒿和白茯苓。一般在用药的时候，血块多者，我们会加大丹皮的用量以增化瘀之力，而地骨皮可以清热。妇科疾病在有热的情况下，都可以使用地骨皮、丹皮这两味药。

从加减法之中，我们可以悟出一些道理，那就是当月经来临的时候，不建议用茯苓、白芍，为什么呢？实际上，茯苓这味药是非常好的补脾胃的药物，同时可以活血化瘀，白芍更是，我们知道著名的活血化瘀的方剂——桂枝茯苓丸，主药是桂枝和茯苓，但是这两味药都不是专门活血化瘀的，为什么会被张仲景抓来当活血化瘀的急先锋呢？原因就在于茯苓可以通过化湿来活血化瘀。在月经期，我们一般不建议大家吃活血化瘀的药物，也不建议大家吃止血的药物，比如阿胶或者蒲黄之类的。

那么，多汗之人，为什么去丹皮？汗多，其实有两种可能，一种是内热，一种是表虚，但不管是内热还是表虚，对于妇人来说都是虚，而丹皮具有清热凉血、活血化瘀之效，清泄行散之力较强，可损正气，故也不应该大量使用，所以多汗的人可以减去丹皮。

肾元不固，主要表现为腰酸腰痛还有小便频繁等，还会表现为赤白浊，或者牙齿痛等症状。很显然，在这个用药的模式下，我们应该认识到，患者不仅仅有月经的症状，还有一些阳明实热的表现，比如手脚心热呀，胃口比较大呀，甚至性格比较急躁，体温比别人高等，说话的时候语气也会较为高亢，总之是一派阴虚阳亢之象。

月经量少是怎么回事？
看看傅青主怎么做

　　前面说到月经提前，一般来说其原因多是热，但有的时候病证表现出来的是热，月经却推迟了，所以我们在看病的时候，始终要用心辨别。

　　我们今天就来说说用两地汤治疗阴虚导致的月经先期，还有月经量少。

　　我第一次听说两地汤是在某次聚会上，当时有一位老中医聊到治疗痛经就用两个方：一个是两地汤，一个是温经汤。

　　温经汤治疗痛经，加减应用之后疗效非常好，但是两地汤治痛经，我就没听过了。经过查考，两地汤出自《傅青主女科》，实际上不是治疗痛经的专方，而是治疗月经提前的方，主要组成是：生地黄（酒炒）、地骨皮、玄参、白芍（酒炒）、麦冬肉、阿胶。

这个方补肾水的力度很大，而且方中还有白芍这种可以柔肝的药物。竹泉生在批注的时候说："此证瘦瘠之妇居多，性多轻躁，药宜柔润。"说白了，这个方适合阴虚的患者，适合的对象是性子比较急躁的女性，而且这类女性普遍来说比较瘦。

这个方剂不仅仅可以补肾，还能清热，对于不少因为肾虚有热导致的月经提前、量少，或者有痛经的患者，都可以使用，对于预防早衰也有很强的作用。看这个方剂的组成，这些药物基本上都是味道比较淡的，吃起来味道应该也较好，建议那些本身就阴虚的女性朋友，只要出现了失眠、内热的情况，就可以吃几次两地汤。脸上长痘的患者也可以考虑使用此方，效果应该也会非常明显。

月经总提前，
湿气重会有什么表现，
可用六君子汤合理化裁

《竹泉生女科集要》将月经先期分了四个类型：第一种是月经先期，量多色紫；第二种是月经先期，量少色紫；第三种则是月经先期，量多色淡；第四种则是月经量少，色也比较淡。治疗这四种月经先期其实就是从先期这个大前提入手，根据经量的多少和颜色的深浅来区别。

什么样的人月经量多且色淡

前面分析了，月经色紫者，多是火旺，有的是实火，有的是虚火，实火者一般看起来非常亢奋，这类人一面是阴虚，一面是身体壮实；第二类人是阴虚，但是身体比较瘦弱，这类人早衰比较明显，属于阴虚火旺，可以用两地汤；而对于肥胖之人，一般来说他们的月经先期都是月经量多，但是色比较淡，我们可以看成是湿气导致的，开方的时候也应该用除湿的思路。

六君子汤加减，治疗妇科疾病

经水先期，其色淡而甚多，属之湿伤气也。淡而多，水之象，先期气伤而不摄血也。大法以六君子汤加黑姜、茯苓、胶艾治之。

所谓的痰湿闭经，治疗上以六君子汤加减。前面我们说过，有些月经先期患者表面上是热证，但实质上是寒证，有的人虽表现为湿气重，但也会有热证表现，这种情况就不是真的热证，而是寒证，治疗时需要用到热性的药物。

月经提前，普遍被认为是热证，实际上也会有寒证，对于寒证案例，我们在治疗上会加入炮姜、阿胶等药物。以前说过，治疗月经不调时，特别是经期，是不适合吃茯苓的，但是这个方剂并没有减少茯苓的用量，这是因为茯苓"通"的功效强，而白术的作用是"补"，二者配合应用就是补泻兼施。

再说说茯苓这味药

《本草备要》说：

甘温益脾助阳，淡渗利窍除湿。色白入肺泻热，而下通膀胱（能通心气于肾，使热从小便出，然必其上行入肺，能清化源，而后能下降利水也），宁心益气，调营理卫，定魄安魂（营主血，卫主气，肺藏魄，肝藏魂）。

茯苓可以泻肾水，所以肾虚的人在治疗时不能随便使用茯苓。但是对于心脾两虚的患者，因为泻湿邪本身就能增强人体的代谢能力，所以就有"补"的作用了。另外，茯苓可以补心脾，可以促进人体的气血上升，邪气下降，所以需要看看上焦是否出现了湿邪，如果没有湿邪，就最好不用茯苓。茯苓交通心肾的作用就是从水液代谢的角度而讲的。

月经先期不是热，
这种说法你听过吗

　　一般来说，大家普遍认为月经先期以热邪致病为主，但有时也会由寒邪所致，前面用六君子汤加艾叶和炮姜治疗月经先期，针对的是寒湿重的患者。如果月经量比较少，颜色比较淡的话，一般是寒邪所致，在治疗的时候要考虑如何温补，这样才能获得更好疗效。

　　竹泉生介绍道：

　　经水先期，其色淡而甚少，或至有块者，属之血分，寒凝而气虚也。淡少者，寒象，故凝为块，然宜后期，或至瘀闭。今反超前，以是知气虚而不摄血也，大法以归脾汤去枣仁加吴萸、姜、艾治之。

　　这个类型的患者，与前面肥胖的患者有点类似，只不过前面的肥胖患者主要从湿气的角度加以考虑，因为湿气重，所以用六君子汤除湿。但是，一个人经常面无血色，或者说贫血，而且还经常失眠，此时就应该考虑是不是由心脾两虚导致的。

归脾汤可以解决虚寒性的问题，很多患者都兼有气滞血瘀的情况，所以归脾汤之中还有如远志、木香之类的理气活血之品。当然，这个归脾汤加吴茱萸、姜和艾叶，其实是在理气，吴茱萸的理气效果是非常明显的，特别是对于中上焦有气滞且寒气重的患者疗效非常好。

最后，再做一个总结。月经先期是一种病，这种病的极端就是崩漏，非常危险，而且会导致人体早衰，所以我们需要格外注意。月经先期主要可以分四种类型辨证论治，分别是清经散治疗实热类型，两地汤治疗阴虚类型，六君子汤加艾叶、阿胶等治疗痰湿类型，以及归脾汤加吴茱萸、艾叶等治疗寒湿类型。

我们在分析这四种类型的时候，实际上是将一半的妇人疾病都分析出来了。比如清经散，不仅仅治疗月经先期，对于很多实热证的患者，亦可以使用；而两地汤对于很多痤疮患者，只要有月经提前，也可以使用；六君子汤加减，则可以用于治疗那些肥胖的患者，协助减肥。

所以看文章、看书，我们不能只是学着治疗月经先期，而是要学会这种思维方法，用来治疗很多类似的疾病。对于现代的女性来说，凡是跟内分泌相关的疾病，多数会反映在月经上。这也是我们运用调经法治疗很多疾病的灵感来源之一。

崩漏是一种病，
什么脉象是危险的？
这样用药才是王道

前面说到的月经提前，多数人认为有热，而实际上，不少没有热的患者也会有月经提前的现象。月经提前三天那是提前，如果提前十五天，那就不是提前了，就是中医的血崩了。

崩漏会出现什么脉

崩漏是中医的专业术语，其实崩与漏有根本的区别，崩是月水来势凶猛，不可阻挡；漏是月水来势微弱，慢慢悠悠。但是二者都有非常严重的危害。一般这种崩漏之脉多为革脉或涩脉，是人体过度失血的表现。

　　当人体过度失血的时候，我们通常要考虑的不仅是要补血，更重要的是要补气，这是治疗崩漏的关键点。我刚学习中医的时候，就是胡乱看各种书，看到妇科医籍的时候，始终不明白，为什么在治疗崩漏这种失血的疾病时，不用熟悉的八珍汤，而是要用大量黄芪，要用大量的白术。

　　我只是记住了这个用药特点，根本没有考虑其中的原因，后来随着学习的深入，慢慢知道了其中的利害。我们在治疗崩漏失血的时候，其实就是以人参、黄芪、白术作为君药来防治疾病，然后再在此基础上加上一些活血化瘀的药物。这个就是我们的王道。

　　我们来看看竹泉生推荐的方剂吧！

　　人参（另炖）　炙黄芪　炒当归　黑姜炭　炒怀山药　於白术（土炒）　细抚芎　黑芥穗　贯众炭　炒芡实子

　　这里面，可以说黄芪、人参、白术是必用的，再加上当归，就是当归补血汤的意思了。姜炭是我们治疗出血必用的药物之一，只要是虚寒性的疾病，或者说虚寒性的出血，都可以适当加减使用；而怀山药，可以滋补脾胃，也可以补肺气，加强了黄芪的作用，不过黄芪偏向于阳，而山药偏向于阴，二者跟芡实相配合，是非常好的脾肺肾三脏同补的组合。

　　方中的贯众炭、黑芥穗，还有川芎，是点睛之笔，有了这几味药在，就容易清除瘀血了，也不会出现气滞的现象，所以整个方剂不仅仅可治一个月行两次月经的疾病，凡是出血的疾病都可以适当考虑应用。

通俗的讲法是，脾主统血，所以治疗出血都要以脾为主，而肝主藏血，所以要同时处理肝胆问题。实际上，我们从气血的角度考虑，就很简单了，补气是比较容易的，而生血则是比较慢的，所以止血的第一步就是补气，然后才是生血。这也是止血不用八珍汤这种气血双补的方剂，而是用一些以补气药为主的方剂的缘由。

月经少会是什么原因？
衰老开始时，你的身体肯定知道

　　女性朋友的月经是一种非常神奇的东西，每个月都会来一次，多了不行，少了也不行，长了不行，短了更不行。在平时，有一些错误的说法，搞得我们哭笑不得，比如有人说妇女每个月都出血，这样就会浪费身体的气血，有人竟然认为不来月经，不出血，就会延缓人体的衰老。这种想法是错误的。月经对正常女性来说，是不会导致气血虚衰的。"天癸至，月事以时下"，天癸是肾中精气充盈到一定程度产生的，具有化生精血的功能，可维持人体的生殖能力。月经的调和与否也反映天癸的盛衰。所以说月经每个月必须来，不来也是身体不好的一个表现。

月经，是天癸，也是肾水

从中医的角度来说，月经和男人的精血一样，都属于肾精，所以月经的好坏，实际上表现的是人体肾气的好坏。一个人肾气足，月经产生就会很正常，按时按点、保质保量地出现。一旦肾气不足了，月经就会出现问题。

很多时候月经量过多也是人体不能很好地收摄住人体精液的一种表现，肾气会因为精液丧失过多而日渐衰弱，进而损伤气血，最终导致肾精亏虚。可以说，一个人肾气虚，就可能会出现月经量不足，所以我们看一个人肾气的多少，可以从月经量的多少来判断。

前面我们写了不少文章分析月经提前的情况，月经提前量多到了极端状态就是崩漏，这样会导致人体出现肾虚；如果月经推后，慢慢就会出现两个月或者三个月来一次月经，最终闭经，这种情况叫血枯。

血枯，实际上是卵巢衰老的表现

在《黄帝内经》中，有一个病能导致闭经，就是血枯。其实这就是典型的卵巢衰老，《黄帝内经》给出的方是茜草乌贼骨汤，其中茜草是活血化瘀的，主要针对肝血的问题，而乌贼骨则是补肾气的。乌贼骨是乌贼的内壳，实际上就是我们熟悉的墨鱼骨，《药典》规范名称为海螵蛸。

在临床上，我们除了用这个方，还可以用一些补气血的方，比如竹泉生推荐的归脾汤加减。我在这里将这个方分享出来，并加以分析，对大家临证是有帮助的。

经水两月始一行，且极少，只三数点滴而止，其色或淡，或正红，或紫。其人微有寒热，或竟无之，或渴，或不渴，身无麻木苦楚，少腹亦无块，或有之而系宿块，脉或浮大，或细涩濡弱，但少少发落，肤似渐不泽，面色舌本不甚荣者，是乃血脉将枯之兆也。急与归脾汤加鹿茸、阿胶补救之，逮其已枯则难为力矣。

归脾汤针对的是心脾两虚的患者。这类患者本身有血脉枯槁的现象，也有肾虚的症状。我们需要了解的是，停经或者两个月来一次月经，有的是虚证，有的是实证，上面这段文字讲的是虚证。

我们再看看后面的加减法，会发现更有意思：

下元寒极者，加淡附子、肉桂。虚阳外越者，加胡桃肉。自汗，加龙骨、浮小麦。盗汗，加生牡蛎（数分、研）、麻黄根。骨蒸加地骨皮、生地黄。渴甚，加麦冬肉、川石斛。便溏，加益智仁、粟壳。中州湿盛而闷者，加六神曲、陈皮、蔻仁。肝阳上逆者，加石决明、白芍、象贝母、黑山栀。咳者，加南沙参、甜杏泥。见有兼证，酌加之，弗能备述，总以不犯耗血破气之味为宜也。

当我们吃了补药，身体还是虚寒的时候，可能就是所谓的相火虚弱了，这种情况也叫作下元寒极，需要用到肉桂、附子之类的药物；如果出现了脸部发红，中医认为是虚阳外越，实际上是心脏功能受到了损伤，此时可以用补形气的胡桃肉。有些人因为有虚热，所以动不动就出汗，此时就应该用一些收涩之品，如龙骨、牡蛎之类。如果患者出现发热，特别是阴虚发热，就要用到地骨皮和生地黄。这种情况一般都是肾阴亏虚到了一定的程度，才会出现明显的发热现象。后面提出的渴甚，其实是津液太少，可以加入麦冬和石斛之类的药物。

这些加减法中所用药物，有的是补药，有的是泻药，但是归根结底，还是以补为主，所以最后的备注是"不犯耗血破气之味为宜也"。

那么，我们对待那些卵巢早衰的患者，治疗以补气血为主，是否会如我们所愿呢？

肾精亏虚很难补，
人体衰老也是难以逆转的

　　人体的精气是从上往下，一级一级变化的，越是在上面的越容易受伤，但也容易补回来。比如我们知道的肺气，很多人感冒就会出现肺气虚的表现，但是邪气不一定会伤及脾胃，也不一定会伤及肾。邪气未深入，正气尚强，所以肺气也就容易补回来，即伤得容易，补得也快。不过，凡是疾病后期多会伤及肾，损伤的是肾气。肾气损伤之后，要想补回来，就很难了。

　　前面讲到，很多时候闭经是因为人体肾气亏虚，导致身体的内分泌出现了问题，此时我们考虑的是补，但这并不意味着补可以解决所有的问题。

　　实际上闭经也有虚实之分。如果是实证，我们用前面讲的归脾丸治疗，特别是加入了鹿茸等药物，会使患者兴奋，感觉浑身充满了劲儿。而实证十有八九是因为瘀血太重导致的，在治疗的时候以活血化瘀为主，再用一些调节月经的药物。

我曾经遇见过不少年轻的闭经患者，她们多数表现的是比较明显的实证，使用一些活血化瘀的药物，效果就很明显，常用桂枝茯苓丸、桃核承气汤等，有的时候还可以用抵当汤。

真正的肾精亏虚，很难治疗，就好比衰老，难以逆转

我们发现临床上有些人出现肾精亏虚的表现，男的主要是因纵欲过度或者长期熬夜，导致肾精亏虚，表现为脱发，或者鬼剃头等现象。女性则主要是因为长期生活不规律，或者长期焦虑导致各种问题，然后逐步形成月经不调，甚至血枯，其实这也是肾精亏虚的表现。一般到了肾精亏虚阶段，人就很难保持生育能力了。所以，对于年轻女性来说，尽量不要熬夜，很多人因为长期熬夜，不但衰老得很快，还会出现卵巢早衰等导致不能生育的情况。

睡眠质量好的时候，人的精神状态很好，也会显得年轻，如果睡眠质量长期不好，则可能意味着衰老来临了。睡得好，一般都说明肾气充足，这样也会延缓衰老。

最后，送给大家一句话：衰老是不可逆转的，要想衰老得不那么快，最好的方法就是保持肾精充足，不过度消耗肾精。

女子不月，是什么情况？
感情失和是很重要的一个原因

前面我们说了闭经，也说了衰老，本节说说"女子不月"的问题。《黄帝内经》说："二阳之病发心脾，有不得隐曲，女子不月，其传为风消，其传为息贲。"这段文字历来有很多人去解释，但是很少有能够揭示其中深藏的生活常识的。

血枯，带来的是衰老和消瘦

女子不月导致的问题是人体提前衰老。对已婚女性来说，很有可能是夫妻感情出现了问题导致不月，所以古人说"不得隐曲"。有些事情是不便说出来的，那就是夫妻之间的感情。我们古代的医生给患者看病的时候，很少会去关心男女之间的感情问题，所以书中所述也仅是一笔带过。

肺气，代表的是气场，也是情绪

女子月经不调，例如闭经，或者两个月来一次月经，实际上就是人体的内分泌失调了，雌激素和其他激素水平出现了问题，在人生理上是这么一回事，但是上升到社会层面，则可能是患者的人际关系出现了问题，情绪无法控制。

而一个人最重要的关系之一就是夫妻关系，夫妻关系的好坏又会反馈到肺气上。当一个人人际关系出现了问题，特别是夫妻感情出现了问题，会表现为咽喉炎、鼻炎等。而一个人的气场出现问题，很有可能是跟别人的交流出现了问题，进而导致情绪不能正常抒发，反过来影响内分泌。

这就是《黄帝内经》说的"其传为息贲"，即呼吸道出现问题。在呼吸道出现问题的时候，人的皮肤也会变得晦暗、粗糙。

通常说，被爱情滋润之后，人的睡眠变好了，皮肤变滋润了，各种问题都变好了，实际上就是感情可以影响女性的内分泌。对于人体而言，有什么样的环境，就会有什么样的生理反应，只要环境变化了，人体的生理也会变化。

所以，女子不月的背后，有可能是人际关系的恶化，是内分泌的失调，是人体意志的变化和情绪的失常。治疗这类疾病，应用中医药是一方面，还需要改善夫妻及人际的相处模式，还有患者本人的想法。

情绪稳定，
是女性抗老的关键

现在流行一个名词叫情绪价值，这个词与情商是密切相关的，一个人的情商高低与情绪价值的高低也是密切相关的。前面我们说到了妇科疾病中的月经不调，有时也是情绪价值不高的表现。这种情绪的不稳定导致的是月经不调，表现为提前，或者推后，或者量多，或者量少。

月经或多或少，时前时后

前面我们分析了月经提前或者月经推后的治疗。在临床上还有一类人，她们的月经来得很随意，有的时候来，有的时候不来，完全不受控制。这种人多数是中医所谓的肝气郁结。

一般来说，月经先期是热导致的，而月经后期则是寒导致的，而一会儿表现为寒气重，一会儿表现为热气重，那就要考虑问题可能出在肝上了。

从五行的角度来说，寒代表的是水，热代表的是火，所以寒气重的根本原因就是水气重，热气重的根本原因就是火气重，而居于中间的就是木。当木不断地生火的时候，人体就会表现出火热之气旺盛，此时就会表现出月经提前；当木不生火的时候，水自然也不会被木所消耗，此时也就出现了寒气重，月经可能出现延后。

对于月经或者前或者后这种没有规律的情况，我们使用的方法多是调节肝胆的疏泄功能，一般用逍遥丸加减治疗效果就不错。

逍遥丸的用法

逍遥丸的组成中有三白，即白茯苓、白术、白芍，这三味药具有很好的美容效果，配合当归这味补肝血的药，再加入柴胡疏肝理气、甘草缓和药性。

肝气郁结很容易导致人体的气机失常，这个时候首先表现的是月经的失常，然后传为风消，最后传为息贲。肝气郁结导致月经不调的同时，很多人还会有咽喉嗓子不适的表现，而逍遥丸中的薄荷，就是一味非常好的缓解咽喉不利的药。

女性朋友如果因为情志问题导致呼吸道疾病和月经不调，

使用逍遥丸就对了。逍遥丸不仅是调节月经的重要方剂，还是调节人体肺气的重要方剂。

竹泉生的认知

前面我们分析了治疗月经不定期的方法，在竹泉生看来，月经不定期的治疗主要用逍遥丸加减而已。所以竹泉生说：

治之无定法，大抵宜于温通者多，宜于清凉者亦有之，然其始必先疏肝。肝者，一水之子，而二火之母也，又主疏泄之权。是故肝气不疏，则既济之化有乖，而疏泄之令不时矣，法宗逍遥渴意。

炒当归　白茯苓　川芎　象贝母　炒栀子　大生地　炙甘草白芍　制白术　细青皮　甘杞子　石决明　山药　炒竹茹　黑芥穗

木是水火沟通的中介，也是月经正常的关键。我们可以看到竹泉生在原方的基础上加了很多药物，比如贝母，理气散结，还有生地、青皮、黑荆芥，加强理气之力，也加入了一些补药如山药、枸杞等。总体来说，该方没有脱离逍遥丸的总体设计，只不过补泻之药都稍微增加了而已。

但逍遥丸并不解决所有问题，只是解决了初步的问题，后面还需要吃别的药。这也是我们临床经常看见的，不少人吃了逍遥丸之后，症状好了，就停止了服药，不久又复发了。所以竹泉生又说："服此数剂后，肝气已和，再按证施治之。"

得了妇科炎症怎么办？
治病分体质，才能有效

中西医之间存在很大的差异，西医千人一方，细菌感染用抗生素，病毒感染就用抗病毒药。但是中医就不一样了，我们说的千人一方、千人千方，都有道理，都有疗效，为什么呢？其实，中医也会寻找疾病的规律，寻找一些普遍的因素。比如，同样是头痛，中医给出的治疗方案可以是好几个，有的感冒导致的头痛，虽然没有更多的感冒症状，但也可以用感冒药，只要稍微有一点表证，就可以用解表的药物；有的偏头痛，其实是风寒之邪导致的，有的偏头痛是肝经寒湿导致的，所以用温经之药，或用疏肝理气的药物，效果都不错。

对于妇科炎症，中医和西医认识有什么差别呢？西医讲求的是细菌的类型不一样，给出的治疗方案不一样。中医则不是，中医需要根据患者的身体状态和体质情况来确定。比如有的人比较瘦，属于阴虚的类型，这个时候就必须考虑到阴虚的因素；有的妇人比较胖，治疗的时候就需要除湿，还需要减肥。

中医并不会说妇科炎症，只说带下。因为在中医这里，妇人之病主要就是经、带、胎、产。妇人的疾病，不管是外感还是内伤，都与男性不一样，有其自身的特点。

妇人疾病的治疗套路

妇人疾病，治疗起来还是比较难的，但我们如果知道治疗此类疾病的套路，那就容易多了。前段时间有一个朋友在我的经方学习班学习，分享了一个偏头痛案例。患者治疗了很久没有缓解，后来用了清上蠲痛汤，一开始效果很好，但是又复发了，头痛依旧，后面再怎么治疗都无效。

这是什么情况？详细分析，我们可以推断出患者表现为头痛，但其可能还有其他的症状，并且病机关键在后者。比如有月经不调，可医生因为不知道治疗妇科疾病的套路，所以最后导致了疗效的得而复失。

治疗妇人疾病，首先要看患者是否有白带，再看是否有月经不调，最后看是否有痛经等问题，治疗时先解决这些问题，患者的其他问题自然就解决了。我们现在的医生都是分科的医生，问诊不详细，治疗也单一，头痛按照头痛的方法治疗，脚痛就按照脚痛的思路治疗，所以才会有那么多的无效或者疗效不满意的案例。

很多年前，我一个研究生同学的老母亲得了失眠，是那种经常烦躁的失眠，同学的母亲刚好又在更年期，还有月经不调、口舌干燥、手脚冰凉等症状。经过仔细的辨证分析，我断定患者有非常严重的寒气，所以就建议她用了中医经典名方温经汤。

温经汤，是治疗冲任虚寒、瘀血阻滞导致的各种妇科疾病的方剂，但是很少有人会联想到用这个方剂来治疗失眠。对这一例患者，如果我们只是按照患者的需求，治疗失眠，用大量的酸枣仁汤或温胆汤，或者其他什么方剂，效果都是不能令人满意的。

妇人的生理结构的特殊性，充分体现了从调理月经治疗妇人疾病的重要性，临床案例也证明了其有效性。在这里，我想提醒大家的是，给女性治病，无论主诉是什么，一定要问明经、带、胎、产的详细情况。这对把握病机关键非常重要。

胖人带下，
用完带汤效果不错

在古代，妇女的带下情况，大夫是不好意思问的，但是患者的体态也能从侧面反映带下的情况。比如一个偏胖的女性来看带下病，十有八九就是湿气导致的。

人的体态会帮助我们推测出其他的重要信息，比如身材较胖、带下严重的人，一般还伴有疲倦、大便溏泄、舌苔厚腻、胃口较差等表现，脉象上也会有细脉、缓脉等。

我们看看完带汤，这个来自傅青主的方：

白术一两（土炒） 山药一两（炒） 人参二钱 白芍五钱（炒） 车前子三钱（酒炒） 苍术三钱（制） 甘草一钱 陈皮五分 黑芥穗五分 柴胡六分

完带汤，我们从方剂的剂量，可以看出这个方的设计思路。

第一梯队是以两作为计量单位的药物，主要是白术和山药。白术是大家耳熟能详的药物，主要作用是补脾胃；山药，除了补脾胃，还有补肾、补肺气的效果，所以肺、脾、肾三脏都能补。

第二梯队就是以钱作为单位的药物，主要是一些利尿除湿的药物。其中白芍虽然没有明确说是除湿的，但是可以柔肝，从侧面增强人体排泄湿气的能力，还有车前子、苍术两味药，也是非常有效的除湿药。

第三梯队就是陈皮、柴胡、荆芥穗。这三味药是针对妇女情绪而言的。陈皮可以理气，也可以补脾胃，还可以除痰。荆芥穗与柴胡是两味四两拨千斤的药物。荆芥穗本身就是解表祛风的药物，解表解决的是人体的气与自然之间气的交换，如果人湿气比较盛，难免有人体与自然的气机交换出现问题的时候，此时用荆芥穗解表，可以很好地提升人体与自然环境之间的气机交流。只要肺气打开了，水液代谢恢复正常就容易多了。所以荆芥穗也是这个方剂的神来之笔。另外，荆芥穗炭化还有一个很好的效果，就是止血。人体的气机是有升降出入的，柴胡可以通过用量的差别体现对气机不一样的调整效果。比如少量的柴胡可以解郁，因为柴胡入肝经，应春季。当一个人心情不好时，容易伤肝，这也是很多女性同胞的通病，所以稍微加点柴胡疏肝解郁，女性就不会胡思乱想了，心情就开朗多了。再多一点的柴胡，就可以升清了，不但能够萌发一定的生机，还会有更多积极向上的情绪，所以柴胡用到 10 克左右的时候，就能让气往上升。我用柴胡还有一个关键的作用，那就是清热，比如小柴胡汤，主要就是清热退烧的，此时的柴胡用量可以达到 20 克以上。

为什么会出现带下病

傅青主说：

带脉者，所以约束胞胎之系也。带脉无力，则难以提系，必然胎胞不固，故曰：带弱则胎易坠，带伤则胎不牢。然而带脉之伤，非独跌闪挫气已也，或行房而放纵，或饮酒而颠狂，虽无疼痛之苦，而有暗耗之害，则气不能化经水，而反变为带病矣。故病带者，唯尼僧、寡妇、出嫁之女多有之，而在室女则少也。

由上可知，带脉出现问题导致带下，这是我们中医朴素的认知。已婚之人房事比较多，而且古代的人卫生条件差，所以房事感染也会导致带下病加重。但是为什么寡妇、尼姑之类的还会有带下的问题呢？这类人通常受情志方面的影响很大。身体比较差、体质明显偏颇的人，也容易有带下问题。

同样是带下，
也是湿气为患，
胖人和瘦人如何区别对待

前面我们分析了肥胖之人带下的治疗，主要从完带汤入手，也可考虑六君子汤，那么瘦人怎么办呢？瘦人湿气重，我们要如何应对呢？我们先看看古人是怎样辨证的。

同样是膀胱气化不利、尿路结石等问题，《伤寒论》给出了两个方案：一个是针对下焦膀胱气化失司的五苓散，这个方剂的组成是桂枝、白术、茯苓、猪苓、泽泻，可以看到方中都是利尿的药物，治疗膀胱气化失司效果非常好。但是，有的人并不适合这个方，所以又有了猪苓汤。在猪苓汤之中，有一味药是非常关键的，那就是阿胶。众所周知，在人体湿气重的时候，最忌讳的就是用一些滋补的药物，因为滋补之品会导致中焦问题加重，使药物无法顺利吸收，最终导致治疗效果较差。

接下来我们看看竹泉生对这个问题的解答：

瘦弱之妇，肾虚火旺，亦有患白带者，治之不可太燥。

所以给出的方是：

焦冬术　炒白芍　绵茵陈　阿胶珠　贯众炭　石韦　炒怀药　黑栀子　白茯苓　木耳炭　车前子

总体来说，这个方剂还是以除湿为主，白术、白芍、茵陈、茯苓、车前子都是除湿的。

还有一些别的药物组合，一个是阿胶、怀山药组合，还有一个是茵陈、黑栀子组合。为什么会用到这几味药？

这就要归结到患者的体形了。瘦弱之人，一般来说是木气太过，肝胆疏泄之力很大，这个时候如果不用疏肝的药物，很难解决因为木火旺导致的各种问题。所以，不管是白芍、黑栀子，还是茵陈，其实都是针对肝胆疏泄失常的处理。瘦人阴虚，针对这个用的药物是山药、阿胶。

阴虚不仅仅是火的问题，肝胆之气很关键

火旺之人不一定阴虚，但是肝胆旺的人很容易阴虚。为什么呢？对于人体来说，水代表的是阴，火代表的是阳，如果有一个木在中间，从五行相生来说，水生木，木生火，就会有源源不断的水转化为火。这个才是阴虚导致肾虚的根本原因。

在面对阴虚之人的时候，我们需要及时滋阴，对于很多患者，滋阴若没有效果，那就需要先补脾胃，疏肝理气，然后再补肾、滋阴，效果才明显。

女性带下会从肚脐出来？
为什么治法类似

　　肚脐是一个比较特殊的部位，中医将之归于任脉，属于阴，除了人刚出生那会儿容易感染，出现炎症之外，很少出问题。但是有些情况下，有不少成人也会出现问题。

　　对于女性，只要跟周期有关的疾病，或者说跟气血有关的问题，都可以跟月经扯上关系。只要人的身体有了问题，气血出了问题，那么激素水平便会失衡，这个时候也会表现出来月经失调，所以很多妇科问题从调月经入手，疾病十有八九就会好。

肚脐出脓水，皆为带脉病

《竹泉生女科集要》之中记载了一个案例：

尝诊一少妇，脐中出水，白腻臭秽，余直断之曰：是带证也。必素患白带证，问之信夫。脐之为窍不过少泄中焦之浊气，故其垢臭秽湿可知也。夜睡露脐，能受外寒而腹作痛泻，然未闻有浴于池而水入乎脐为病者，则是脐之为窍，无形之气可以出入，有形之物不能出入也。

很显然，竹泉生在这犯了一个小小的错误，那就是将相关性理解成了因果关系，把肚脐出水理解为白带所致。当然这两个病证都是湿气导致的。在临床上，我也遇见过男性同胞出现肚脐流脓的案例，当时我考虑是以湿气为病，当时开的就是治疗风湿黄汗病的防己黄芪汤，治疗效果特别好。

当然，竹泉生在治疗这类疾病的时候，是按照白带的方案处理的，给出的方药是：

嫩白薇　大生地　炒白芍　白茯苓　贯众炭　生草　鲜石斛
大丹参　粉丹皮　盐泽泻　木耳炭　木通

从这个方剂组成上来看，滋阴利湿、活血化瘀是主要的处方思路，这跟妇女容易有瘀血为病，进而湿气重导致白带的病理机制是一致的。

除此之外，中医看妇科疾病，也会有这种归纳总结。比如有的患者经期会鼻出血，中医叫逆经，治疗时只要调节月经就行了，不需要止鼻血。有的患者出现经期头痛，治疗的时候也不是止痛，而是调节月经。

从竹泉生这个案例我们也可以看出，在治疗妇科疾病的过程中，什么是第一位的，什么是第二位的，只有捋顺了才能真正做到效如桴鼓，药到病除。

为什么说女子以肝为先天，
肝血是否充足关系你的健康

竹泉生说："血脉不调，小则常抱血病诸证，大则竟成劳瘵，男子且然，妇女尤甚，为其以肝为先天，而阴道以血为本也。然则调血之义，可不慎重也哉。"从五脏六腑的角度来说，肝是女子最重要的脏腑，肾是男性最重要的脏腑，所以女子以肝为先天，男子以肾为先天。

女子肝血最为关键

对于女子，肝血的充足与否直接关系着生长发育情况，也关系着月经，更关系着身材还有情绪。肝血是否充足，表现在女性的第二性征上就是乳房的发育状况。经常肝血不足或者情绪难以控制导致肝血内耗的人，乳房发育是比较不充分的，乳房发育不充分就会导致身材不完美等。

如果肝血不充足，女性就很容易情绪化，不能控制自己的情绪，也会影响家庭生活，家庭生活幸福与否又会反过来影响身体健康。而妇女哺乳的时候，如果肝血不足则很容易导致乳汁不足，不足以哺育孩子。所以调节肝血是至关重要的。

瘀血作怪，会有什么问题

瘀血作怪所产生的问题是非常多的，在日常生活中也非常常见，但我们却经常会忽略。瘀血导致的疾病与痰饮导致的疾病，是中医怪证最集中的两个方面。

血是人体神的住所，住所出了问题，很多人的神志就会出现问题，神志疾病如老年痴呆、癫狂、健忘症等，很多都要考虑瘀血因素。

血液是滋养人体皮肤的营养来源，所以血瘀了，皮肤就会变得粗糙，影响美观。最关键的是，瘀血会堵塞人体的经络，最终导致痛证，这类是最常见的。而在女性朋友那，瘀血常常导致痛经，是月经血块过多的罪魁祸首。

月经有血块，腹股沟痛都是瘀血为因

调理妇科疾病，我们经常给的方案是调节脾胃，但有些患者单纯调节脾胃是不够的，用正气去攻瘀血，效果来得相对较慢，此时我们就应考虑用活血化瘀的方法。在活血化瘀时，又要分寒热、分气水。

对于月经有血块，辩证为为寒性的瘀血，治疗需在活血化瘀的基础上，加入炮姜、豆蔻、肉桂、附子等温热的药物，然后再加桃仁、牡丹皮、丹参等药物；辩证为热性的瘀血，就需要考虑加入黄柏、栀子等药物，甚至还要用芒硝等，比如桃核承气汤。这些治疗方案要视情况而定。

有一些患者，瘀血的部位在前阴，会有腹股沟痛，还会影响小便，看似膀胱气化不利，实则瘀血为患。这个时候用活血化瘀的方法治疗，疗效也很好。当然治疗腹股沟痛及小便异常等症状还是要讲究策略的，其中竹泉生的策略比较有意思。竹泉生说：

少腹无块，小溲时刺痛不可忍，水自利者，为血结精窍，或在血管，男子亦有患之，治之勿利水。

当归尾 桃仁 黑芥穗 淡苁蓉 生草梢 藕节 盐黄柏

从方剂的组成我们可以看到，当一个人出现小便时刺痛，但是小便又没有其他问题的时候，可以考虑是膀胱蓄血证。这个时候可以用抵当汤，也可以用竹泉生的这个方。这个方有补肾的药物，也有活血化瘀的药物，对不少虚人来说效果会更好。

抵当汤是很霸道的，组成中的活血化瘀药物都是作用很强的，但是其所对应的是实证。在临床上往往有很多人不是实证，而是虚证，这个时候怎么办呢？比如，有些人肾虚，在同房之后会有生殖器疼痛等问题，此时我们就应该考虑竹泉生的这个方了。这个方不但有活血化瘀的当归尾、桃仁，还有苁蓉、黄柏等补肾水的药物，更有甘草梢等作为引经药把药力引导到特定部位。

为什么说妇科百病，
多因血瘀？
身体无瘀才能永远年轻

瘀血为病的人有一个自我感受，那就是经常性劳累，不仅仅是身体劳累，还有心理的劳累，如果你觉得自己比较累，每天都是挣扎着起床、挣扎着去做各种事情，那就可以考虑一下是不是身体里有瘀血。

保持年轻，激素水平很重要

人身体所有的生命指征很多会表现为激素水平变化，如果身体的综合素质不好，激素水平就会失衡，如果激素水平失衡，就会有月经失调。刚开始失调的时候，只是月经的量或者周期有变化，但是到了一个极限，就会有闭经的现象。

所以当妇女出现闭经的时候，就是其激素水平极端不平衡的时候了，此时我们应该注意的是她的身体也在快速地衰老。在中医看来，闭经的患者有一个共同的特点，那就是体内的瘀血多，或者出现了血瘀的病症。

血枯，导致闭经

从中医的角度讲，一个人没有了月经说明血枯了，而血枯可能是血瘀所致的。在治疗的时候我们需要重点考虑瘀血，最关键的就是分清楚寒热虚实。下面我们就将按照寒热虚实分型，治疗血枯导致闭经的经验介绍给大家。

［先天禀赋强者］

仲景大黄䗪虫丸

大黄一钱　黄芩二钱　甘草一钱　桃仁三钱　䗪虫二钱　水蛭三根　虻虫一钱　蛴螬二钱　干漆一钱　杏仁三钱　地黄二钱　白芍二钱

蜜丸酒服。唐容川方论曰：此丸治干血痨，旧血不去，则新血断不能生。干血痨，人皆知其极虚，而不知其补虚正易助病，非治病也。必去其干血，而后新血得生，乃望回春，干血与寻常瘀血不同，瘀血尚可以气行之，干血与气相隔，故用啮血诸虫以蚀之。

大黄䗪虫丸是张仲景《金匮要略》中的方剂，里面的药物大多数都是治疗血瘀的，但是好就好在这个方有补血的药物，而且还比较的中和，其中的大黄、黄芩、白芍、水蛭、虻虫等很明显有泻的作用，所以这个方剂适合的是实证的患者，不适合虚证的患者，如果虚证要吃这个方，最好配合十全大补汤或者八珍汤，才能获得好的疗效。

［尺脉弱，肾虚者］

在现实生活中还有一类人，因为长期生活习惯不好，或者说是误治导致肾精亏虚，久而久之也会有正当壮年出现闭经的现象。这类人就不一定是瘀血了，而是要着重在补肾方面考虑。《竹泉生女科集要》提出的解决方案是补肾、活血。

妇人方壮强，经水断，无寒热，历年不愈，人疑为血枯，非也。肾水不足，而心脾之气不舒也。滋水源，辞气郁，佐以调血，备大法。

大熟地 白归身 盐杜仲 贝母 山药 牛膝 女贞子 山萸肉 细抚芎 白芍 木香 芥穗

这个方的思路很值得我们参考，因为现实生活中很多卵巢早衰的人都适合这个方法。其中的四物汤加减是为了补肾，方中还加入了杜仲、山药、山萸肉、女贞子补肾，加入牛膝、贝母、木香、荆芥穗等散结，补肾的力度比散结的力度要大很多。这类患者最难治，不一定长期吃这个方，还要考虑到滋补品对脾胃的损伤，需要调节脾胃，才能达到理想的效果。

同房出血怎么办?
妇科圣手来支招

男欢女爱是日常,古人云:饮食男女,人之大欲存焉。但是做两性科普的人却比较少。在同房的时候,很多男性或者女性因为对两性知识的匮乏经常会酿成大祸。

同房出血,属于什么问题

有些女性在平时好好的,一旦到了跟另一半同房的时候,就容易出现出血的现象。

竹泉生说：

妇人每交合，则血流不止，虽未若血崩之甚，而历久不愈，气血耗伤，恐致血枯之忧。此证由于犯经交合，精冲血管，经水欲出，精逆射之，则相裹而滞于血管。交接之际，淫气感召，旧精欲出而未能，而经血反触动而出矣。

按照现在的诊断，这类疾病其实是子宫有炎症，稍微有一点刺激阴道就会流血。这种炎症可能是轻症，也可能是重症。竹泉生采用了傅青主的一个方，叫作引精止血汤：

傅氏引精止血汤

潞党参五钱　白茯苓三钱（去皮）　芥穗三钱　萸肉五钱制白术一两　大熟地一两　黑姜一钱　黄柏五分　酒炒车前子三钱

方论：四剂愈，十剂则血管之伤痊。方用参术补气，地黄补精，精气足则血管流通，又用茯苓、车前以利窍；用黄柏直入血管以去凤精；用芥穗以去败血；黑姜以止血管之口，调停曲折，毕尽其妙，故能治陈疴也。虽必慎欲三月，始后无虞。此方丝丝入扣，确不可易。

实际上，这个方的使用条件是有湿热存在。从药物的组成我们可以看出，清热除湿、补肾止血是主要处方思路，所以推断患者不但有肾虚，还有中焦湿气重的表现。

综上我们也可以看出，当一个人体内湿气重、气虚的时候，就会影响到同房的快乐。所以大家不要小看了妇科炎症，需要治疗的时候还是要及时治疗，健康来得并不是很容易。当然了，如果只是用洗液护理，虽有缓解炎症的效果，但不能根治疾病。出现了同房出血的情况并不可怕，可怕的是我们不知道自己有问题，或者知道了自己有问题也不会主动去改善这些问题。

另外，这个方不但有调节妇科疾病的作用，对于塑形也有很大的帮助。

《幼幼新书》：
一部儿科百科全书

小儿看病与大人有何区别？
为什么有小儿科

我们日常会用"小儿科"来表达治病的容易程度，实际上儿科疾病的治疗不是很简单的，如果没有专门学习，则很难取得好的疗效。虽然小儿的疾病就那么几类，但是真到治疗的时候，还是要辨证准确才行，不然会延误治疗的时机。

如何给小儿诊脉

在讲小儿诊脉之前，我们先来看一段《幼幼新书》中的记载。

《脉形论》说：夫小儿手之第二指，指有三节，脉之形出其上也。近虎口之位，号曰风关，其次曰气关，在其指端曰命关。凡有疾，当视其三关上之脉形。察其病焉，可以三关断之。

指，左手指也。

给小儿看诊，首先要看左食指的虎口往外的浅表静脉的状态。小儿食指分三节，近虎口处的一节叫风关，往上一节是气关，指尖一节为命关。这里说的食指浅表静脉，中医叫鱼际络脉，当脉显至风关时代表疾病程度比较轻，治疗起来比较容易；显至气关，则代表小儿的疾病已经变得严重了，治疗时比较难；如果到了命关，则代表患儿的疾病已经很严重了；如果脉的形状已经直射指甲的位置，那就是凶多吉少了。

小儿疾病，需要看鱼际络脉的颜色

在诊断过程中，我们需要辨别孩子的病到底是内伤还是外感，这个时候就要看络脉的颜色了，因为不同的颜色代表着不同的证型，"纹紫色为热，纹红色多伤寒，纹色青多惊风，纹色白多疳，纹黄色或淡红，多属小恙，若见黑色，则为危候"。

我们在看小儿三关络脉的时候，如果观察到的是紫色，那就是有内热，治疗应该以泻热为主；如果是红色，那就是伤寒，也就是风寒感冒，宜发散风寒，像香苏饮、淡豆豉汤之类的都可以用得上；如果是青色，十有八九是重证，属于惊风，有高热；而纹路如果是白色，就是疳积，是脾胃运化失司导致中焦有很多未消化的食物所致；纹路是黄色或淡红色，一般问题不大，都是一些小毛病；但是如果遇见了黑色的纹路，那么小孩的疾病就已经非常严重了，可能是危证，这个时候治疗难度就很大了。

　　但是现在我们看儿科都会参考各项检查指标，检查指标更便于医生判断疾病的发展，所以现代的儿科诊病跟成年人已经没有太大的差别，只是年龄小，身体状态有一些差异罢了。

　　中医的儿科，因为涉及望闻问切四诊资料，没办法一下子收集齐，所以世有"宁医十男子，莫医一妇人，宁医十妇人，莫医一小儿"之谚也。古时候小儿疾病的诊治，属实难，但古人也总结了很多宝贵的经验流传至今，这些经验对于我们用药有很好的借鉴作用。

小儿疾病的诊治，
为何见效快且用药少

在临床上，我们强调小儿疾病，特别是婴儿疾病难治，因为小儿科又叫作哑科，很难收集四诊资料。另外有很多疾病在古代没来得及诊断明确，孩子就没了，比如白血病，比如急性腹泻等导致的脱水，所以中医很忌讳看小儿病。古代的医生看儿科是非常谨慎的。但是，从另外的角度来说，小儿病也是容易治的。这又是什么道理呢？

是什么在治病

现代科学研究发现一个问题，那就是中药不能直接杀死病毒，所以很多人认为中医药治病不科学。实际上，中医药的作用是有分类的，早在《神农本草经集注》中就已经明确地指出：

上药一百廿种为君，主养命以应天，无毒，多服久服不伤人。欲轻身益气，不老延年者，本上经。中药一百廿种为臣，主养性以应人，无毒、有毒，斟酌其宜。欲遏病补虚羸者，本中经。下药一百廿五种为佐、使，主治病以应地，多毒，不可久服。欲除寒热邪气，破积聚愈疾者，本下经。

对于治病的药物，《神农百草经》将其分为三类。第一类是上品的药物，好比我们食用的大米、小麦等，是可以养命的，也相当于我们现在说的蛋白质、糖类等。这类东西是治病的关键要素，一点都缺不得。第二类是中品的药物，可以调节我们的情绪，这类药物或者有毒，或者没毒，但是不能久服。第三类是下品，是大毒的药物，这些药物有点像我们现在所谓的靶向药物，可以达到某种特定的治疗效果。

所以，我们看到的中药治病并不一定是直接作用于病毒或细菌，而是通过调节人体阴阳平衡发挥作用。那么人体是什么在发挥防病治病的作用？按照现代医学的角度，那就是免疫力。真正的免疫力就是来自人体的元阳之气、元阴之气，或者说正气。

"化不可代"，元气是治病的主脑

在临床上，我们发现两类人的疾病好治：一类是平时没怎么生病的，突然来了一场病，不管是严重的还是不严重的，只要吃几天药，就可以迅速见效；一类就是小孩子，孩子的疾病普遍比大人的疾病好治，效果来得快，吃的药相对也较少。

有两类人的疾病不好治。一类是辗转腾挪找了好多医生治疗，最后还是治不好。这类患者来看病，治疗一般都需要另辟蹊径，比如先培养脾胃，再治疗具体的病症。一类是老年患者的疾病。这类患者的疾病是很难治疗的，主要是两个方面的因素：第一就是老年患者的基础疾病多，五脏六腑多有问题，不是简单的某个脏腑的问题；第二就是老年人的元气衰弱，我们在治疗的时候需要补气，但是补气又不好补，很容易虚不受补。

小孩子本身是一团元阳之气，虽然比较脆弱，但是他的气势是往上的，所以其恢复能力还有对病菌的抵抗力都比老年人及长期患病的人要强。因此同样的疗法，小儿的疾病治疗起来就会比老年人或久病之人有明显的效果。

正是因为人体治病不是靠毒药将病毒杀死，而是靠药物刺激人体的机能，通过恢复免疫力来抗击病毒，所以人体的元气是否充足是疾病能否向愈的关键。

什么是胎毒?
传统有哪些处理方案

古代新生儿的存活率很低这与生产环境卫生条件差有很大关系。现代社会,随着医疗水平的提高及生产环境的改善避免了很多新生儿感染的机会。但是胎儿体内存在的一些问题,为孩子出生后的生活留下困扰。从中医角度来说,有一个叫作胎毒的东西,是很多婴儿生下来之后得病的原因。

胎毒其实是热毒

小孩子是稚阳之体,也叫作纯阳之体,所以婴儿的生长是非常快的。婴儿还有一个特点就是体温比较高,代谢较快,在这种情况下,就很容易表现出热气旺盛。

因此小孩子生的病多数与热有关系，不管是外感之后发热，还是其他疾病很多以热毒为患，比如疮疡之类的毛病。所以，儿科的鼻祖——钱乙就加减化裁了一个方：六味地黄丸，专门给小孩子服用。

六味地黄丸的作用就是补肾水，使得人体的肾气旺盛，从而控制住心火，达到一个中和的状态。但是，对于刚出生的孩子来说，六味地黄丸所能发挥的作用没有那么大。

月子里的婴儿服黄连

南方有一个习俗，就是婴儿出生之后服用一个月的黄连水。这个黄连水的作用就是解胎毒。婴儿身上的胎毒、热毒排出来了，就不太容易生病。

从五行的角度来说，黄连呈黄色，属土，人的脾胃也属土，《神农本草经》说："黄连厚肠胃"，这里的厚是厚待的意思，所以说用黄连解胎毒其实重在厚肠胃，脾胃好了，土强，自然就可以藏住人体内部的火气。很多人上火，一般是脾胃出了问题，如果是腹泻比较严重那就是虚火，如果是便秘上火一般是实火。土能侮火，这是补土可以降火的根本原因，而六味地黄丸其实是补肾，肾水足了，水是可以克制火的，所以也可以起到泻火的作用。

甘草解百毒

除了黄连，还有一种中药可以解百毒，那就是甘草。《儿科要略》说：

以甘草煎汤，用胡桃肉去皮研烂，取薄纱包胡桃肉如小枣，随时蘸甘草之汁，纳儿口中，任其吮汁。

科学研究表明，甘草可以保护人体的黏膜，从而抵挡很多来自外界的有毒物质的侵害，小孩子的肠胃比较脆弱，如果用甘草这种解百毒的药物保护一下，就可以更加健康。

除此之外，解百毒的药物还有不少，比如绿豆，发挥作用的物质应该主要是蛋白质，因为蛋白质可以中和很多有毒的物质，有毒物质之所以可以侵害人体，实际上还是因为有害物质会和人体的蛋白质结合，使得活性的蛋白质丧失原本的功能。所以，绿豆像是植物版的丙种球蛋白，只是这种蛋白针对的不是病毒而是来自外界的有毒物质，保护的是人体的内环境。

《神农本草经》中记载，犀角也是非常重要的解百毒药物。这个药物跟绿豆的作用机制是相类似的，因为犀角本身就是动物的蛋白质，这种蛋白质是角质化之后的，或多或少还是有一些活性的。但犀角属于野生动物制品，现在临床常用替代品入药。

还有牛奶也是解毒的，这些解毒的食品，只要我们运用得法，都是很好的解毒物质。

《儿科要略》认为，用各种方法除胎毒，小孩子的表现是拉几次黑色的大便，黑色大便排出之后，原本的胎毒也就没有了。

凡此等去毒之法，无非使婴孩蕴结于肠胃之秽物，畅下无阻，则后天既洁净以无瑕，先天之伏毒，亦得以解除不少也。

小儿经此去毒之法以后，必解出黑粪二三次，或历二三日而未已，此粪谓之胎粪，胎粪既净，渐见嫩黄之稀粪，是为肠胃已清，后天正式之胃气始萌矣。

其实除胎毒的方法主要就是激活肠胃，保护肠胃的一个过程，如果做得好，后天之本就是后期孩子生长的支柱，孩子自然很少生病了。

附子、炮姜治小儿病？
你听过牛蒡子先生吗

记得小时候，听家里的人说起过，我们当地有一个儿科医生，给儿童治病时喜欢用附子、炮姜这类大热之药。村里人戏称他为附子炮姜先生。那时候不知道所谓的扶阳学派，一直认为医生动不动就用附子、炮姜，是很欠稳妥的。

后来我学习了扶阳派的理论之后，才知道用附子、炮姜治小儿病其实有很大的意义。这里并不是说治病只用这两味扶阳的药物，而是在辩证拟方时加入这两味药来提升孩子的阳气。孩子的脾胃很重要，孩子的阳气也很重要，用扶阳药来固护阳气对疾病的治疗和恢复都有好处。

牛蒡子先生

有的医生治疗小儿疾病少不了附子、炮姜，有的则是少不了牛蒡子。我们当地还有一个医生很有名气，善用牛蒡子。牛蒡子，又叫鼠黏子，我们的土话叫老鼠屎。小时候，我爷爷会像孔乙己那样不断地絮叨牛蒡子有好几个名称，其中一个叫老鼠屎，又叫鼠黏子，等等。我们那儿叫作一个贼三个名。

牛蒡子先生其实就是指用牛蒡子作为常用药物治疗小儿疾病的医生。那他为什么那么喜欢用牛蒡子呢？这里面的道理又是什么呢？其实牛蒡子主要作用就是清热。

对于小孩子来说，阳气难长，会经常发高热。当小孩高热时，一上来就用大泻的药物是非常不合适的。因为小儿脾胃娇弱，大泻的药物会伤脾胃，导致孩子的身体更虚。牛蒡子具有很棒的清泻透热作用，所以对小儿病的治疗非常合适。

为什么小儿病要用牛蒡子，不用大黄、芒硝

不管是孩子还是大人，生病了必定要注意两个问题：一是虚证，正气虚会用一些补药，不管是哪个层次的疾病，一旦有虚证表现，至少要用甘草之类的中药补充津液。一是实证，邪气盛就是实证，治疗的时候应该泻，但是小儿病所用之泻不可以和大人一样。一般来说，儿童的实证不会太严重，所以不可用大黄、芒硝之类的大泻之药，而应用牛蒡子这种清泻之药更

合适。牛蒡子的重要功能是透热，是将人体的热气透发出来，这种泻就不会导致阳气外泄太过或者津液丧失太过了。

从附子炮姜先生、牛蒡子先生现象，
看如何养一个体质好的孩子

前面我们举了两个例子，一个是附子炮姜先生，一个是牛蒡子先生，这两个例子只是告诉大家治疗小儿科的疾病要注意的几个要点，把握住了就可以获得很好的疗效。

"要想小儿安，三分饥与寒"

"要想小儿安，三分饥与寒。"这句谚语大家都很熟悉，但是为什么"小儿安"需要这个条件呢？难道小孩子不需要保暖，不需要吃饱吗？其实，小儿的健康成长，不在于保暖是否做到位，也不在于吃得好不好，而在于保持孩子的生机勃勃。

小孩子的体温本来就比成人高，当我们给小孩子穿得太多的时候，就很容易出现"补"太过，即人体只有进，没有出。所以古人总结的经验就是让孩子不要穿得太暖，穿开裆裤就是为了让孩子体内的热气有地方散发出去。

因为孩子都喜欢活蹦乱跳的，消化能力和运动能力都超强，而且新陈代谢要比成年人快得多。当孩子的衣服穿得过于保暖的时候，阳气就很难往外散了，全身都热，就容易出汗。但凡出汗，人体的毛孔就打开了，只要一吹风，人就容易感冒。这就是孩子易感冒的原因之一。

孩子时常吃得太饱容易导致肠胃运化失常，气血就没有办法发挥功能，导致经脉不通，进而使孩子生病。六腑以通为用，过饱可致其不能正常运化，六腑不通，同样可导致孩子感冒发烧等问题。

保持孩子的高体温

孩子的体温比成年人略高。现实生活中，孩子生病很容易发高烧，很多妈妈一见发热就病急乱投医，动辄就吃抗生素，最后把孩子的身体都治坏了，成了阴寒体质。这种动不动就吃抗生素的孩子很容易感冒或者脾胃虚弱。

从这个角度，我们也能说明治小儿病为什么要用附子、炮姜，为什么要用黄连，为什么要用牛蒡子。

高热是人类抗击病毒的反应，并不是坏事。中医认为阳气的作用就是卫外而为固，是人体抗击邪气的根本，如果一个人的阳气比较衰弱，那么他的抵抗力也是低下的。

随着年龄的增长，有一些孩子因护理不当，小小年纪，体温就比成年人要低很多，这类孩子经常出现的问题就是感冒，我们要用附子、炮姜扶阳，通过扶阳将免疫力提升上去，孩子的抵抗力自然就上去了。

少穿衣服与伏火

孩子天生活泼好动，穿的衣服太多，就会有汗液外泄的可能。汗液外泄一方面是阳气的消耗，一方面是阴津的消散，对人体有非常大的危害。少穿衣服并不是要冻着孩子，而是要让孩子把津液和阳气保持在体内，不要过度外泄。

什么是小儿多动症？
人为什么会多动

　　小儿多动症是让很多家长头痛的一种疾病，因为这类疾病对孩子的伤害是非常大的，影响孩子的学习，也影响孩子的品性。下面我们来分析一下多动症。

心神不安，是躁动的根本

　　在宋代著名的儿科著作《小儿药证直诀》中，钱乙明确地指出："心病，多叫哭，惊悸，手足动摇，发热饮水。"所以，小孩子静不下来的毛病，我们可以联想到心脏或者心火。

　　记得我读高中那会儿，状态不是很好，心烦气躁，直到大学本科读了一年之后，我因为夏季出汗比较多，所以试着给自己抓了一个药方，就是用远志、浮小麦等调节脾胃、宁心。吃下去之后，整个人的状态就完全不一样了，原来那种心浮气躁的感觉就消失了。心情平静了，自己可以躺在床上看书，一口气看两个小时。

导致烦躁的原因有两方面

现在的孩子从小就有非常重的学业压力，所以用心过度，睡眠不足，就会导致很麻烦的问题，比如紧张、烦躁、多动等。导致烦躁的原因有很多，我们主要从两个方面加以分析。

一方面，小孩子最容易出的问题，就是汗多。在中医看来，汗是心之液，跟血液同等重要，只要汗液没有固护好，身体就会出现问题，而且这个问题会直接影响到心脏。年轻人，心高气傲，火气旺，所以出汗也比较多。

君子有三戒：少之时，血气未定，戒之在色；及其壮也，血气方刚，戒之在斗；及其老也，血气既衰，戒之在得。

汗出太多，就会导致心气虚，引起心气不定，就是多动症。

另一方面，就是脾胃。因为很多人本身家族有脾胃功能失常的毛病，容易出现便秘的症状，很容易形成实火，这也是导致多动症的原因。

多动症要泻心火

明白了多动症的原因之后，首先就要用一些药物阻止汗液大量流失，我们可以用泻心火的药物，比如经方的三黄泻心汤或者半夏泻心汤，只要心火一泻，烦躁就消失了。在心火得到控制之后，我们再考虑用一些补心血的药物，还有补肾水的药物，治标又治本地去控制多动症。

其实，有不少专家一直在强调，多动症的根本是肾虚，他们所用的方法就是补肾，这种方案也对，只是我们在实际的操作中，先用泻心火、补脾胃的套路，把身体的总体状态调整好，然后再补肾，效果会更明显一些。

囟门不闭是什么情况？
这几种情形有点类似

囟门是婴儿颅骨结合不紧所形成的颅骨间隙，有前囟和后囟之分。正常情况下，小孩刚出生，后囟就已经闭合或间隙很小，而前囟则于 1 岁到 1 岁半闭合。囟门的闭合是反映小孩子发育和身体健康的重要参考。囟门不闭就是问题了。

在说囟门不闭之前，我们先讲一个比较悲伤的故事。有一个孩子在 2021 年得了白血病，这种疾病治疗起来比较棘手，在中医和西医看来都是不太好治疗的，但是好人有好报，孩子在父母和医生的照料下，治疗效果还不错。孩子在治疗的过程中经常用到化疗药物，还有抗生素，这些药物对人体的伤害是比较大的。比如在化疗的过程中，孩子就因肾阳不足而经常腹泻，所以我建议孩子爸妈煮山药粥给孩子吃，再开一些补肾阳的中药服用，防止因为肾阳太虚导致孩子恢复乏力。

在化疗的时候，孩子除了每天腹泻几次，还有一个比较明显的问题就是舌苔呈黑色，一般来说我们诊察舌苔，有两种情况是比较危险的：一种舌苔就是镜面舌，代表胃气比较虚，所以比较难治；还有一种舌苔是黑色的，一般是肾气虚的表现。

肾虚，不仅仅会有腹泻

对于孩子来说，肾虚是很多病症的根本原因，比如说话比较迟、走路走得比较晚等。还有囟门不闭，也是肾虚导致的。囟门应闭而不闭，中医称为"解颅"。

夫小儿囟不合者，此乃气血少弱，骨本不荣故也。皆由肾气未成，肝肺有热，壅热之气上冲于脑，遂令头发干枯，骨髓不足，故令囟不合也。

钱乙论解颅，六年大而囟不合，肾气不成也，长必少笑。更有目白睛多，白色瘦者，多愁少喜也。余见肾虚。

小儿解颅候：解颅者，其状，小儿年大，囟应合而不合，头缝开解是也，由肾气不成故也。肾主骨髓，而脑为髓海，肾气不成则髓脑不足，不能结成，故头颅开解也。

由上文不难看出，解颅是肾气虚的表现。

那么怎么治疗呢？可以辨证使用一些补气血的药物，也可以用一些外治法，比如《千金要方》治小儿囟门不合方："防风一两半，柏子仁、白及各一两。上三昧末之，以乳和敷囟上。十日知，二十日愈。"或者直接用艾灸的方法，在肚脐上下的穴位上施灸，如关元、中脘等穴位，可以获得一定的疗效。

婴儿黄疸是怎么来的？
预防和治疗有什么讲究

　　婴儿黄疸是一个比较常见的问题，是小孩出生之后几天内就会出现的身体发黄的现象。现代医学对婴儿黄疸的处理多以蓝光照射为主，而中医的处理方式就相对多样化了。婴儿黄疸是因为孕妇体内有邪气遗留，所以要想预防婴儿黄疸就要从调理孕妇身体入手。孕妇身体调养得好，孩子就不易得黄疸。

婴儿黄疸，无关肝脏

　　婴幼儿的黄疸，特别是刚出生的婴儿黄疸主要问题不是在肝脏，而是在脾胃。《诸病源候论》就记载婴儿黄疸：

　　黄疸之病，由脾胃气实，而外有温气乘之，变生热。脾与胃合，候肌肉，俱象土，其色黄。胃为水谷之海，热搏水谷气，蕴积成黄，蒸发于外，身疼膊背强，大小便涩，皮肤、面目、齿爪皆黄，小便如屋尘色，着物皆黄是也。小便宣利者，易治；若心腹满，小便涩者，多难治也。

而出现这种疾病，跟母亲关系很大，即：

小儿在胎，其母脏气有热，熏蒸于胎，至生下小儿体皆黄，谓之胎疸也。

也就是说，婴儿的黄疸实际上是父母的湿热之气太过，遗传给了孩子，所以我们在给孕妇安胎的时候，前五个月偏向于补气血，后五个月就要偏向于清热，即使补也需要清补。古代医书记载了一个补胎的神药，就是两个搭配，一个是白术，一个是黄芩，白术是除湿的，黄芩是清热的，主要用以清除孕妇体内的湿热之邪。

婴儿黄疸不可灸

大家都知道婴儿黄疸的原因是湿热，那么在治疗的时候就应该明白，这类疾病不可以用热性的药物，也不可以艾灸，否则，不但治疗无效，还会加重病情。古人说：

百日孩儿急发黄，非干温疫与时殃，当来只为胎中热，慎莫交人灸作疮。

如果误用热性药物或采用艾灸治疗，很有可能会导致上火，进而引起疮疡发病。所以我们在面对婴幼儿黄疸的时候，应该怎么办呢？一般来说，可以按照中医的黄疸进行治疗，现在临床常用的药物有茵栀黄颗粒，就是按照中医的茵陈蒿汤而来的，这个主要针对的是湿热，所以只要湿热导致黄疸，就可以用这个药物治疗，效果是很理想的。对于湿热所致婴儿黄疸，还有两味非常好用的药，那就是黄连和胡黄连，它们不但可以除黄疸，还可以厚脾胃。但是，临床上我们还需要辨证论治，如果婴儿有瘀血，我们就要使用活血化瘀的药物，如茜草之类，如果婴儿小便不利，是湿气中阻导致的，那就用车前子或车前草泡水，也可以获得良好的效果。

哺乳问题普遍存在，
产后无乳汁是怎么回事？
中医催乳有办法

早在几年前，我曾给母婴护理机构做过培训，有一个专门的环节就是催乳，因为中医药催乳的效果好并且安全，所以受到很多保姆和家长的喜爱。哺乳问题很普遍。孕妇生完孩子后，按照体内激素的变化，很快就会分泌乳汁，但有一些产妇的泌乳能力就是有问题。那么，到底是什么原因导致了乳汁不能分泌或者乳汁分泌很少呢？

柴胡，乳汁的克星

我刚开始在临床上给患者看病时，很多禁忌是不知道的。

记得有一次给产妇做催乳调理，恰好赶上产妇感冒，她选择自服了小柴胡颗粒，结果之前催乳的效果全没了。后来我通过不断的实践发现，只要哺乳的人吃了含有柴胡的药物，就会有乳汁不够或者乳汁出不来的现象。

我从这个案例中悟到了乳汁产生的原理。对于女性来说，月经还有乳汁是同源的物质，都来自人体的气血，而能够左右气血状态的则是肝脏，所以当肝血不足的时候，人体的月经会干绝，同理泌乳也会出现问题。因为柴胡的作用就是疏肝理气，就是让人的肝血疏泄出来，所以不管原来的体质多么好，肝血多么充足，吃上几天柴胡之后，就会出现左关脉涩的现象，说明肝血已不充足，自然泌乳也会受到影响。

增加乳汁，就要补肝血

我们知道了月经还有乳汁的来源，就知道如何处理乳汁缺少的问题了。如果新产妇出现了乳汁较少的情况，只需要按照中医的思路补充肝血，然后调节脾胃，使得人体不断摄入的食物转化为气血，那么乳汁自然而然就有了。在众多饮食物中，有很多可供选择，用于调理乳汁。

在众多补肝血的方剂中，容易被想到的就是四物汤。四物汤可以说是为了补肝血而造就的。人只要吃上四物汤，肝血就可以比较好地得到补充。但是，四物汤有一个弊端，那就是对脾胃虚弱的人来说，吃进去的是四物汤，排出来的也是四物汤，转化不了，所以我们在给脾胃虚弱的人用四物汤的时候通常会与四君子汤配合着来，这样就可以照顾到脾胃的运化功能，更有助于提高补充肝血的能力了。

要想乳汁多，多吃猪脚

在给新产妇进行乳汁调节的时候，我一般会建议其多吃一些猪脚。这个到底是什么原理呢？猪脚到底是补什么的？

新产妇分泌的乳汁，其组成跟人体的血液很类似，而猪脚所含的脂肪、蛋白质之类的物质，刚好也是乳汁的组成成分。从中医的角度来说，猪脚跟阿胶或者说白胶之类的药物类似，是非常好的滋阴补血药品。因此，多吃猪脚对于产妇乳汁分泌非常有帮助。

通草，可以通经活络

通草是农村常见的植物，中医用来利尿或者用来治疗经脉不通的病证。通草通经脉的作用，可以帮助产妇在出现乳汁不通的时候让乳汁排出来。

其实，通草的作用跟厥阴肝经有关系，因为肝本身是主疏泄的，就好比疏通水管的工人，如果没有肝脏的气血往上冲，那人体的血液循环是很难通畅的。通草的名字就是因这个功效而来的，是通乳必不可少的一味中药。

鲫鱼、冬瓜煲汤，都是催乳的好材料

古人治疗乳汁匮乏或者乳汁不下的时候，还会用到一些药食同源的食物，常见的就是鲫鱼和冬瓜。

鲫鱼可以通乳汁，很多人不能理解。其实我们可以从鲫鱼治疗水肿的角度来理解，凡是在水中长大或依水而居的动物还有植物，都是具有利尿作用的，所谓利尿，就是一种疏通经络的过程。前面所说的通草也是生长在水岸的植物，而且是中空的，具有很好的通利作用。鲫鱼是所有鱼类中利尿作用最好的一种，中医经常用其治疗水肿等疾病。所以说，鲫鱼煲汤用来通络增乳，是一个很好的选择。

另外一个很好的蔬菜就是冬瓜。冬瓜本身能疏通经络，具有利尿作用。温病学中经常提到"通阳不在温，而在利小便"，"以利为通"是重要的通阳方法，利小便其实就是通络，就是改善人体气血的运行。

婴儿不吃奶，
有可能是这个原因

神阙这个穴位隐藏了人体很多先天信息，是维护人体健康的关键。神阙穴是胎儿和母亲联系的门户，胎儿通过与神阙穴相连的脐带获取生命所需要的营养物质。

不过，胎儿出生之后，获取物质的渠道就改变了，主要靠嘴摄取食物，经过脾胃的运化，再从肠道消化吸收。所以孩子出生之前，体内气血的状态完全取决于母亲，如果母亲在怀孕期间不注意养生，喜欢吃一些热性或者寒性的食物，导致体内的气血有比较明显的寒热差别，那么孩子出生之后很可能就会有偏性比较大的体质。

孩子的体质取决于父母，特别是母亲。大多数情况下，随着时间的推移，产妇到了生产的时候，体质会偏向于热性，所以孩子出生之后都是一团暖气，都是纯阳之体。但是，我们也不能排除有一些孩子出生之后秉承了产妇的阴寒之气。一个人如果阳气旺盛，那么吃东西就会相对较多；如果寒气旺盛，那么吃东西就会比较少。

母亲体寒，孩子胃口差

因为阴寒体质的父母会导致孩子的肠胃寒，孩子生下来就会不吃奶。《幼幼新书》之中说：

又儿在胎之时，母取冷过度，冷气入胞，令儿着冷，至儿生出，则喜腹痛，不肯饮乳，此则胎寒，亦名难乳也。

为此，我们在给孕妇保胎的时候，到了后五个月虽然要清胎热，但也要注意不要过分清热，如果因调理不当，导致母亲的体质变寒了，孩子出生之后可能会出现消化能力弱，甚至出现不吃奶的现象。

婴儿不乳，《圣惠方》中有妙方

在古代，婴儿出生之后，接生婆会迅速地将婴儿嘴里的东西弄出来，如果婴儿将出生时候的一些血液吞进去了，可能会导致后期脾胃消化不好，出现不吃奶的现象。

《太平圣惠方》记载治小儿腹痛，不肯吃乳方：

赤茯苓　甘草（炙微黄，锉）　黄连（去须）各一分上件药捣罗为末，炼蜜和丸如梧桐子大。

用上面这个方煮水，然后用棉签蘸到婴儿嘴上，可以治疗小孩不吃奶。

扁桃体需要摘除吗？
扁桃体问题可以使用牛蒡子

带过小孩的人知道，很多小孩子感冒，第一个反应就是扁桃体发炎，以至于很多人因为受不了扁桃体发炎，就直接动手术将扁桃体摘除了。这种举措是非常不明智的。因为人体的任何不良反应都是在告诉人类，你的身体出问题了，扁桃体出问题了，原因不是多了扁桃体这个器官，而是因为有了外来的邪气入侵，正确的处理方法应该是清除外来的邪气，而不是摘除扁桃体。

扁桃体，小孩子身体不适的预警机

很多疾病之所以一被发现就能够获得有效的治疗，主要依靠体内的预警机制，有的人身体不舒服了，也不去医院看，最后导致无法挽回的后果。

小孩子最容易得的疾病就两类：一类是脾胃疾病，因为孩子吃东西没有什么限制，特别是有些溺爱孩子的家长，孩子想吃什么就给什么，最后导致孩子脾胃受伤，从而百病丛生。一类是因为孩子穿太多了，孩子没有定力或者是跑得太疯狂了，出汗之后着风，马上就感冒了。出现感冒之前或者之后，扁桃体就容易发炎，咽喉疼痛，其实这就是提示我们要注意，孩子的身体状态出问题了。

扁桃体问题，属于肺系问题

在中医看来，咽喉这个地方的问题，不管是咽喉炎、鼻炎，还是扁桃体炎，都可以跟肺联系，治疗的时候需要考虑泻肺热。而我们前面所说的牛蒡子，就是一个非常好的针对小儿咽喉常见问题的药物。

《本草备要》记载：

润肺解热，散结除风，利咽膈，理痰嗽，消斑疹，利二便，行十二经。散诸肿疮疡之毒，利腰膝凝滞之气（性冷而滑利，痘症虚寒泄泻者忌服）。

小孩子是纯阳之体，体内的火气比较旺，火气旺最先伤害的就是肺气，上火、咽喉肿痛（扁桃体发炎）之类的症状就出来了。除此之外，小儿很容易出现的另外一类疾病，就是每逢火热之气比较旺盛的时候，如农历五月开始，一直持续到立秋之后的那段时间，会有全身瘙痒的毛病出现，也有一些小孩子会有便秘的问题，凡此种种，牛蒡子都可以起到治疗作用。在给小孩子看病的时候，只要看准了是热证，辨证有湿热之气，就可以用牛蒡子。

小儿夜啼，是什么原因呢？
治疗为什么要用秋蝉的壳

夜啼是小儿常见的病症，多见于新生儿及 6 个月以内的婴儿。孩子白天很正常，到了晚上睡觉时就啼哭不停，有的整宿哭闹，老百姓俗称"夜哭郎"。中医认为，夜啼的病因有先天因素也有后天因素，其中先天因素是母亲影响了胎儿，孩子出生前就受母亲的虚寒体质或急躁易怒的性情影响；后天因素有三个：一是惊吓，一是寒气，一是热气。

关于小儿夜啼可以参考一下《幼幼新书》中所引的方论。

《巢氏病源》小儿夜啼候：小儿夜啼者，脏冷故也。夜阴气盛，与冷相搏则冷动。冷动与脏气相并，或烦或痛，故令小儿夜啼也。然亦有犯触禁忌，亦令儿夜啼，则可法术断之也。

《婴童宝鉴》小儿夜啼惊啼歌：小儿生下有三啼，一一从头为说之。邪热在心心内躁，忽然惊哭没休时。或因脏冷阴寒搏，或者神祇鬼物随。夜里不眠啼至晓，夜啼根本各须知。

古籍中提到的脏冷主要是脾寒，寒则痛而啼哭；热就是心热，热则烦而啼。而文中提到的"神祇鬼物随"可能说的是惊的根本原因，我们知道世界上没有鬼，这里就是指小儿受到惊吓致神不安而啼。

夜啼，怎么治

知道了上面这三个原因，小儿夜啼的问题就很好解决了。对于夜啼的治疗，中医古籍中提到最多的方法就是调理脾胃，然而在相关方剂中除了有调理脾胃的药物，还有两味很关键的药物，一个是白芍，一个是当归。

为什么会用到白芍和当归呢？因为白芍是柔肝缓急的，可以治疗腹痛，对于脏冷所致小儿夜啼是非常不错的选择；而当归是一个滋阴补血的药物，同时还能温阳，对于脏冷的调理同样有效。《幼幼新书》中有很多治疗小儿夜啼的良方，下面介绍其中三个。

如果孩子是脾寒所致夜啼，可以选用五味汤：

《外台》文仲、隐居效方

小儿夜啼不安，此腹痛故，至夜辄剧，状似鬼祸，五味汤方。

五味子 当归 芍药 白术各四分 甘草（炙） 桂心各

二分

上六味，切，以水一升，煎取五合。分服之，增减量之。

这个方可以根据情况辨证加入一些通经活络的药物，比如蝉蜕、土鳖虫，或者竹林里抓到的竹节虫。

如果孩子是心热所致夜啼，那么就应该清热止痛，可以考虑石膏散方：

《圣惠》治小儿夜啼，壮热惊惧，石膏散方

石膏一两　人参　龙骨各半两

上件药捣，细罗为散。每服一钱，水一小盏，煎至五分，去滓。量儿大小分减，温温服之。

如果孩子是由惊吓所致夜啼，可以选用吉氏家传的安神散：

治夜啼安神散

应惊啼皆治。

犀角　雄黄　人参　车前子各半两　茯苓一两

上五味为末，每服一钱，桃仁汤下。

治疗夜啼，为什么用秋蝉的壳

我的爷爷看儿科病比较多，经常用到蝉蜕，所以很多时候需要我来帮他找药。每年到了秋季，我就会帮着爷爷到河边的杨柳树上或者草丛里找蝉蜕。蝉蜕是蝉羽化时脱下来的壳，而蝉是一种昆虫，所以说蝉蜕也属于虫类药。虫类药有一个特性，那就是活血化瘀。

《本草备要》说：

蝉乃土木余气所化，饮风露而不食。其气清虚而味甘寒，故除风热；其体轻浮，故发痘疹；其性善蜕，故退目翳，催生下胞；其蜕为壳，故治皮肤疮疡瘾疹（与薄荷等分，为末，酒调服）；其声清响，故治中风失音；又昼鸣夜息，故止小儿夜啼，蝉类甚多，惟大而色黑者入药，洗去泥土、翅、足，浆水煮，晒干用（攻毒生用）。

蚱蝉，治小儿惊痫夜啼，杀疳去热，出胎下胞（时珍曰：治皮肤疮疡风热，当用蝉蜕；治脏腑经络，当用蝉身。各从其类也）。

从蝉蜕可以治疗皮肤病的角度来说，它具有很好的除湿效果，因为很多皮肤病由湿气所致。有人在总结皮肤病的治疗时发现，只要皮肤干燥的人就不可以使用蝉蜕，因为蝉蜕会使得皮肤更加干燥。

从蝉蜕可以下包衣的角度讲，它又是一味破血的药物，可以治疗血分的疾病，有活血化瘀的功效。综合起来分析我们就会发现，这两个功效基本上可以治疗上文记载的所有病症。

夜哭也存在湿邪为患或者血瘀为患的问题，而蝉蜕的功效刚好对应这两个问题，所以在夜啼患儿的治疗中常常会用到蝉蜕。

婴儿洗澡加点药，
能保健康不生病

《绝代双骄》里面的小鱼儿从小就被浸泡在药水之中，练就了百毒不侵之身。长大之后我才发现，药浴并没有传说中那么厉害。比如，我们知道有些温泉有治疗皮肤病的作用，其原因就是温泉附近有硫矿，经过氧化之后的泉水会产生一些酸性物质，可以杀灭一些细菌。

有病病受，无病身受

学了中医之后，我知道了很多毒性药物是不可以随便吃的，吃得好强身健体，吃得不好就是攻伐自己的身体了，所以我们在给孩子洗澡的时候，一定要搞清楚药物的适用范围，明白如何增强孩子的体质。

不患诸疮疥方

虎头骨五大两（无头，身骨亦得，碎） 苦参四两 白芷三两（《婴孺集》以为五两）

上三味切，以水一斗煮为汤，纳猪胆汁少许，适寒温以浴儿，良。

因为老虎是国家保护动物，所以虎骨不能再入药了，但可以用一些祛风湿的药来代替，同样能够发挥比较好的作用。苦参是我们经常使用的药物，具有清热燥湿、杀虫止痒的功效；白芷祛风除湿；猪胆汁苦寒，可清热解毒。

这个方剂的作用主要就是祛风湿、清热，对孩子来说比较有用，其中很多味药可以保护孩子免受微生物的侵害，不过个人觉得一般人没有必要用，对于那些家族有皮肤病史的小孩子，如湿疹、麻疹等，应用还是比较好的。

《简要济众方》中有新生小儿浴方：

以益母草一大把，锉，水一斗，煎十沸，温浴而不生疮疥。

益母草在农村非常常见，经常用来作为食材，与鸡蛋等一起煲汤，可以调节月经，对女性非常有益。另外，益母草还有一个很好的作用，就是用来治疗皮肤疾病，主要取其活血化瘀、祛风除湿的作用，可以帮助皮肤保持干净健康。

其实，只要是有气味的中药，都是有挥发油的，这些药物治疗皮肤病都能发挥一定的作用，按照中医理论解释，这类药物可芳香辟秽，化湿。

口吃分几种？
如何用中医方法调理

欧美有一部非常有意思的电影——《国王的演讲》，讲的就是一位国王患有严重的口吃，说话结结巴巴，在一位语言治疗师的帮助下，克服了心理障碍，并在二战前发表了鼓舞人心的演讲。这个电影根据真实故事改编，它告诉我们一个人的精神状态对于语言功能的影响多么重要。那么口吃的原因除了心理因素，还有什么呢？下面我们从《幼幼新书》中寻找答案。

舌头发育异常导致口吃

《千金》论：小儿初出腹有连舌，舌下有膜如石榴子，中膈连其舌下后系，令儿言语不发不转也。可以摘断之，微有血出，无害。若血出不止，可烧发作灰末敷之，血便止。

这段文字是从舌头的结构来看的，"舌下有膜如石榴子，中膈连其舌下后系"，是指由于先天因素舌下系膜发育不完全而导致口吃。这种情况可以通过手术的方式处理，如果有出血，古人就用血余炭止血。整个治疗过程就是一种比较成熟的外科手术。

心气不足是导致口吃的关键

《小儿集验方》云：小儿语吃，本于心气不足，舌本无力，故欲有言而舌不能运。又有成于积习而然者，是生而不吃，一旦小儿相较而吃，俗谚所谓：学吃三日，改吃三年是也。心气不足而舌本无力，可调之以药。若其积习而成，则初习之时，令详缓而语，急改之为上。

这段文字提到了两个原因：一个是心气不足，一个是不良的习惯。心气不足的人吃点补心气的药物调理即可，但如果是习惯使然，那就只能有意识地去训练了。

怎么治疗口吃

《幼幼新书》中关于口吃治疗的记载只有两条：

陈藏器《本草》云：鸲鹆主吃，取炙食之，小儿吃不过一枚瘥也。腊月得者，主老嗽。

《明堂针灸经》灸翳风二穴，在耳后陷中，按之引耳中，手足少阳三会。治耳聋、口眼㖞斜，失欠脱颌，口噤不开，吃

不能言，颊肿，牙车急痛。

　　这个"鸲鹆主吃，取炙食之，小儿吃不过一枚瘥也"，说的就是烤食八哥来治疗口吃。因为八哥会学人说话，古人就认为吃八哥肉就能治疗口吃。这种方法在当代是不推荐的，因为没法用科学解释，并且吃八哥这种可爱的动物也着实有些残忍。但后面提到的灸法是可以尝试的，在家也方便操作，对于不想服用中药的孩子很友好。

小孩子走路晚明明是肾气虚，
为什么要疏肝

小孩子走路是水到渠成之事，但是有不少孩子到了该走路的年纪却还不会走路，这其实就是一种疾病了，中医叫行迟。

肾气虚是小儿行迟的根本

《巢氏病源》小儿数岁不能行候：小儿生自变蒸至于能语，随日数血脉骨节备成，其髋骨成即能行。骨是髓之所养，若禀生血气不足者，即髓不充强，故其骨不即成而数岁不能行。

《圣惠》论：夫小儿行迟者，是肝肾气不足，致骨气虚弱，筋脉无力，故行迟也。

骨髓是一个人肾气的外现，骨的正常发育需要髓的充养。

肾主骨生髓，如果肾气不足，就缺少供养骨髓的营养，髓亏则骨不生，所以说肾气虚是小儿行迟的根本。而肝主筋，筋脉无力，孩子也无法行走。所以古人在治疗行迟的时候多从补肝肾之气入手。

治疗行迟，为什么要疏肝

《颅囟经》治小儿自小伤抱，脚纤细无力，行立不得，或骨热疳劳，肌肉消瘦，柴胡饮子方。

柴胡　鳖甲（米醋涂，炙）　知母　桔梗　枳壳（麸炒，去瓤）　玄参　升麻

上件等分并细锉。每日煎时，三岁以下取药半两，水五合，煎二合去滓，分两服，空心，食前后各一服。

柴胡饮子主要的药物就是柴胡、升麻、鳖甲之类的疏肝之品，小儿行迟多责之于肝肾气虚，补肝肾即可，为什么要疏肝呢？古人在使用此方的时候提到了"变蒸"，也就是说孩子在发育的时候都会有一个现象，那就是变蒸，这是正常的生理现象。比如一个人的耳朵，还有屁股四肢都比较凉，但是身体是热的，孩子经过几百天这种情况，就实现了发育。如果这个症状一直存在，或者后期处理不好，那就很有可能影响长高，或者导致不能行走等问题。而这个时候就应该用到疏肝理气的药物来通达肝胆之气。

生长化收藏，对应的五脏就是肝、心、脾、肺、肾。小孩

子最重要的是肝，青年人最重要的是心，三十岁以后最重要的就是脾，四五十岁最重要的就是肺，而到了老年最关键的就是肾了。所以小孩子的问题，都需要考虑畅达肝胆的抒发之性来解决，当小孩子生长发育出现了问题，用柴胡疏肝也就是很自然的事情了。

变蒸是什么？
为什么发热对小孩子好？
你还敢随便用抗生素吗

所谓变蒸，指小儿出生后三十二日为一变，六十四日为一蒸，再加三大蒸，共五百七十六日变蒸完毕。徐春甫《古今医统》讲："变者性情变易也，蒸者身体蒸热也。"变蒸的临床表现为身微热，耳及臀部冷，此外无其他症状。

《诸病源候论》卷四十五曰："小儿变蒸者，以长气血也。"《备急千金要方》卷五曰："凡小儿自生三十二日一变，再变为一蒸。凡十变而五小蒸，又三大蒸，积五百七十六日，大小蒸都毕，乃成人。"并谓："小儿所以变蒸者，是荣其血脉，改其五脏。"《外台秘要》："其变蒸之候，令身热，脉乱，汗出，目睛不明，微似欲惊。"明代张介宾对此持有异议。《景岳全书·小儿则》谓："凡属违和，则不因外感，必以内伤，初未闻有无因而病者，岂真变蒸之谓耶？"

对于变蒸是不是小儿发育必经的一个过程，有的人表示赞同，有的人表示反对，那如何解释这种现象呢？古人之所以会把这个现象认为是小儿发育必经的过程，是因为此种发热确实不会造成对小儿身体的伤害，但是这种发热到底是怎么来的呢？

小儿发热的原理是什么

中医认为阳气旺盛则热，阴气旺盛则寒，而发热的原因一般是正气和邪气相互斗争的结果，明白了这个，我们就应该知道，孩子出现了发热，实际上并不是什么大问题，而是人体感染了一些邪气，由于小孩子的新陈代谢旺盛，邪气会在很短的时间内被祛除，或者被同化，从而产生了一系列免疫反应，强化了孩子的免疫能力。

从这个角度讲，变蒸属于正常的反应，是一个正常的人要降服邪气必须经过的过程，当人体经历了多次这类发烧之后，自身的抗病能力就变得很强大了。

抗生素的作用原理是什么

中医给小孩子退热，也会使用"抗生素"——柳枝。方剂之中加入一定量的柳枝，就有很好的退热效果。柳枝中含有水杨苷，可抑制诸多细菌繁殖，产生类似抗生素的作用。

在中医看来，柳枝是寒凉的药物，所以抗生素类药物就是阴寒之邪，现在的父母一见到孩子发烧就给输入大量的抗生素，这样会导致小儿的阳气变得萎弱，反而不能激发人体产生免疫力，对孩子的发育是不利的。

所以，对于两周岁以内的孩子来说，我们要尽量少地使用抗生素。如果孩子患了一般的发烧感冒，最好的方法是用发汗解表的方法将热抒发出来，汗出自然热退。